U0238776

医万个为什么——全民大健康医学科普丛书

火眼金睛看影像

——医学影像科普问答

胡三元　总主编

王锡明　主　编

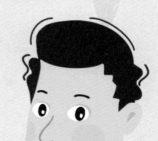

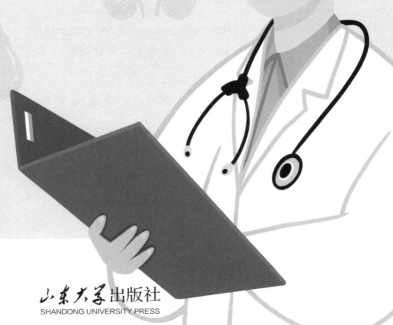

山东大学出版社

SHANDONG UNIVERSITY PRESS

·济南·

图书在版编目(CIP)数据

　　火眼金睛看影像：医学影像科普问答/王锡明主编
.—济南：山东大学出版社，2024.6
　　(医万个为什么：全民大健康医学科普丛书/胡三
元主编)
　　ISBN 978-7-5607-7678-1

　　Ⅰ.①火… Ⅱ.①王… Ⅲ.①影像诊断－问题解答
Ⅳ.①R445-44

中国国家版本馆 CIP 数据核字(2023)第 028755 号

策划编辑　徐　翔
责任编辑　蔡梦阳
封面设计　王秋忆
录　　音　随可馨

火眼金睛看影像
HUOYAN JINJING KAN YINGXIANG
——医学影像科普问答

出版发行　山东大学出版社
社　　址　山东省济南市山大南路 20 号
邮政编码　250100
发行热线　(0531)88363008
经　　销　新华书店
印　　刷　济南乾丰云印刷科技有限公司
规　　格　720 毫米×1000 毫米　1/16
　　　　　12.25 印张　220 千字
版　　次　2024 年 6 月第 1 版
印　　次　2024 年 6 月第 1 次印刷
定　　价　68.00 元

《火眼金睛看影像——医学影像科普问答》编委会

陈　杨　烟台毓璜顶医院

林　楠　山东省公共卫生临床中心

赵　芳　山东大学齐鲁医院

赵　慧　山东省第二人民医院

赵国华　山东第一医科大学附属省立医院

侯中煜　山东第一医科大学附属省立医院

徐　菡　山东第一医科大学附属省立医院

韩义成　山东第一医科大学附属省立医院

谭　茹　山东第一医科大学附属省立医院

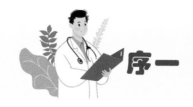

新时代医者的使命担当

—— 为百姓打造有温度的医学科普

党的二十大报告指出，人民健康是民族昌盛和国家富强的重要标志，要把保障人民健康放在优先发展的战略位置，完善人民健康促进政策。

"科技创新、科学普及是实现创新发展的两翼，要把科学普及放在与科技创新同等重要的位置。"习近平总书记这一重要论述，为新时代医者做好医学知识普及工作指明了前进方向、提供了根本遵循，那就是传播健康理念，力求让主动健康意识深入人心。

"科普，从病人中来，到百姓中去。"山东省研究型医院协会响应国家"全民大健康""科普创新"等一系列战略规划，借助实力雄厚的专家团队，在山东大学出版社的牵头下编纂的"医万个为什么——全民大健康医学科普丛书"问世了。丛书以向人民群众普及医学科学知识，提高全民科学素养和健康水平为根本宗旨，不仅可以在人们心中种下健康素养的种子，还能将健康管理落到实际行动上，让科普成为个人的"定心丸"，成为医生的"长效处方"，进而成为全民大健康的"防护网"。

传递医学科普，是一种社会责任。医道是"至精至微之事"，习医之人必须"博极医源，精勤不倦"，此为专业之"精"；有高尚的品德修养，以"见彼苦恼，若己有之"感同身受的心，策发"大慈恻隐之心"，进而发愿立誓"普救含灵之苦"，这是从医情怀。有情怀，才有品位；有情怀，才有坚持。国际上，很多医学大家也是科普作家。例如哈佛医学院教授、外科医生阿图·葛文德所写的《最好的告别》，传递出姑息治疗的新思路。世界著名的顶级学术期刊《自然》(*Nature*)《科学》(*Science*) 创立之初，就秉持科普色彩，直至今日，很多非专业读者仍醉心其趣味性和准确性。在我国，越来越多的医学专家和同仁也开始重视科普宣教，经常撰写科普作品，参加科普访谈，助力科普公益活动，引领大家的健康生活理念，加强疾病预防。

杏林春暖，有百姓健康相托，"医万个为什么——全民大健康医学科普丛书"创作团队带着一份责任和义务，集结 100 多个医学专业委员会，由百余位医学名家牵头把关，近千名医学一线人员编写，秉持公益科普的初心和使命，以心血成此科普丛书。每一本书里看似信手拈来的从容，都是医者从医多年厚积薄发的沉淀。参与创作的医者们带着情怀和担当参与到这项科普工程中，他们躬身实践、博采众长、匠心独运，力求以精要医论增辉杏林。

创作医学科普，是一种专业素养。生命健康，是民生大事。医学科普，推崇通俗，但绝不能低俗。相比于自媒体时代各种信息、谣言漫天飞的现象，这套丛书从一开始的定位就是准确性和科学性，绝不可有似是而非的内容。在内容准确性和科学性的基础上，还力求语言通俗易懂。为此，本系列丛书借鉴"十万个为什么"科普丛书，采取问答形式，就百姓关心的健康问题答惑释疑，指导人们如何科学防治疾病。上到耄耋老者，下至认字孩童，皆能读得懂、听得进，还能用得上，力倡"每个人是自己健康第一责任人"。

推广医学科普，是一种创新传播。科普，不是孤芳自赏，一定要能够打动人心、广泛传播。这就要求有创新、有温度的内容表达方式和新颖的传播形式。内容上，本套丛书从群众普遍关心的问题出发，突出疾病预防，讲述一些常见疾病的致病因素，让读者了解和掌握疾病的预防知识，尽量做到不得病、少得病，防患于未然。一旦得了病，也能做到早发现、早确诊，不贻误病情和错失救治良机。在传播方式上，为了方便读者高效利用碎片化时间，也为了让读者有更多获取健康知识的途径，本套丛书在制作时把每部分内容都录制成音频，扫码即可听书。为保证科普的系统性，丛书以病种划分为册，比如《心血管疾病科普问答》《内分泌与代谢疾病科普问答》《小儿外科疾病科普问答》等，从而能最大限度地方便读者直截了当地获取自己关心的科普内容。最终形成的这套医学科普丛书既方便读者查阅，又有收藏价值，还具有工具书的作用。

坚守医学科普,还需要有执着的精神。医学科普的推广、普及并非一日之功,必将是一项长期性、系统性的工程,我们将保持团队的活力和活跃性,顺应时代发展,不断更新知识,更好地护佑百姓健康。

这样一群有责任、有情怀、有坚守、有创新的杰出医者为天下苍生之安康所做的这件事,看似平凡,实则伟大。笔者坚信,他们在繁忙的临床、科研、教学工作以外耗费大量心血创作的这套大型医学科普丛书,必将成为医学史上明珠般的存在。不求光耀医史长河,但求为百姓答疑解惑,给每一位读者带来实实在在的健康收益。

中国工程院院士 张运

2023 年 4 月

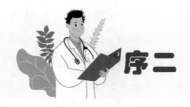

让医学回归大众

欣闻"医万个为什么——全民大健康医学科普丛书",这套由近千名医学领域专家和临床一线中青年医务人员撰写完成的丛书即将付梓,邀我作序,幸何如之。作为丛书总策划、总主编胡三元教授的同窗挚友,能先一睹著作,了解丛书撰述缘由,详读精心编写的医学科普内容,不禁感叹齐鲁医者之"善爱之心"及医学科普见解之独到。

庞大的丛书作者背后是民生温度。从医三十多年,我始终认为大众健康素质和健康意识的提高,是健康中国建设的重要内容。作为医生,应该多写科普类文章,给老百姓普及健康和医学知识,拉近与人民群众的距离,让科普成果切切实实为百姓带去健康福祉。

执好一支笔,写好小科普

医疗是一个专门的领域,由于人体的复杂性,注定了疾病本身往往是非常复杂的。虽然自 19 世纪以来,医学随着科学技术的现代化而飞速发展,人类攻克了很多疾病,但仍有许多疾病严重威胁着人类健康及生活质量。

医防融合是一个老话题,但不应只定格在诊室,还要延伸到诊室外,让医学科普知识融入百姓的日常生活,成为百姓的家居"口袋书",对防病更能起到重要作用。

普通民众的医学知识毕竟有限,在生活水平日益提高的当下,健康无疑是最热门的话题之一,可很多民众的防病及治病方式存在诸多误区,有些方法甚至还有害无益。

得益于互联网传播和智慧医疗的日益发达,许多执业医师走上了科普道路,为民众普及健康常识,提高全民的健康素养。创作医学科普对大众健康有利,而对医者而言,也能丰富自己的知识,精细化自己的思维,在医学求知路上不断前进。"医万个为什么——全民大健康医学科普丛书"作为科普知识的大集锦,依托山东省研究型医院协会雄厚的专家团队,凝聚起了近千名专家和中青年医学骨干力量,掀起"执好一支笔,写好小科普"热潮,在新世纪的今天,可谓功不可没,意义深远。

编好一套书,护佑数代人

科普不仅能够预防疾病的发生,很多已经发生的疾病也能够通过科普获得更好的预后。从这个意义上说,医生做科普的意义绝不亚于治病。从落实健康中国战略,到向世界发出大健康领域的"中国之声",在疾病防治上,我国医者贡献了不少中国智慧和中国方案。

"医万个为什么"脱胎于我们小时候耳熟能详的"十万个为什么"科普丛书,初读就觉得接地气、有人气。丛书聚焦的问题,也全部是与百姓息息相关的疾病疑难解答,全面、权威、可信、可靠。

尤让我耳目一新的是这套丛书创新性地采取了漫画插图以及音频植入的方式,相比单纯的文字阅读,用画图和语音的方式向读者介绍,会更直观。很多文字不易表达清楚的地方,看图、听音频会一目了然、一听而知,能切实助推健康科普知识较快为读者所掌握,不断提升大众对健康科普的认同感,相信丛书出版后,也会快速传播,成为百姓口口相传的"健康锦囊"。

凝聚一信念,擘画大健康

一头连着科普,一头连着百姓;一头连着健康,一头连着民生。

毫无疑问,"医万个为什么——全民大健康医学科普丛书"的编者们举山东之力,聚大医之智,以"善爱之心"成此巨著,已经走在了医学科普传播的最前沿,该丛书在当代医学科普领域堪称独树一帜之作。

我也殷切希望,医者同仁能怀赤子之心,笔耕不息,医防融合,不断

　　践行"让医学回归大众"的使命,向广大人民群众普及医学知识。期待本丛书成为护佑百姓健康的"金字招牌",为助力健康中国建设做出应有贡献。

　　最后,向山东省研究型医院协会及各位同仁取得的成绩表示钦佩,并致以热烈的祝贺。

中国工程院院士 窄克

2023 年 5 月

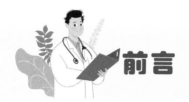

前言

精准医疗，影像先行。自 1895 年伦琴发现 X 射线之后，随着超声、CT、MRI、PET-CT 等越来越多的先进医学影像设备的出现，医学影像学已经成为百姓体检、保健、诊疗过程中不可或缺的部分。影像设备已经成为医生的另一双眼睛，通过不同频率的电磁波或机械波透过表面深入观察人体内部结构，获取人体不同组织和器官的形态、大小、位置、结构、功能等相关信息，从而为大众健康保驾护航。

《"健康中国 2030"规划纲要》提出，到 2030 年的战略目标是要促进全民健康的制度体系更加完善，健康服务质量和健康保障水平不断提高，健康产业繁荣发展，主要健康指标进入高收入国家行列。作为健康产业的重要一环，医学影像学在信息化、智能化时代蓬勃发展，为擘画健康中国建设的宏伟蓝图提供了有力支撑。日新月异的医学影像技术不仅能帮助医生评估患者的健康状况、对疾病进行早期诊断、指导临床治疗和监测疗效，还能对新发传染病做出应急诊断。

本书内容涵盖了医学影像学各亚专业领域常见影像检查问题和最新影像技术的应用，以百姓体检、常见疾病检查的相关问题为切入点，用问答的形式为大家讲解影像学的常见问题和注意事项，以及对不同影像结果的解读。本书编者从实际情况出发，深入浅出，既具专业性又通俗易懂，同时辅以生动的漫画，侧重于科普性和趣味性，可作为广大读者的居家保健使用手册。本书中个别外文单词或字母缩写暂无正式中文译名，为避免讹误，未翻译为中文。

作为"医万个为什么——全民大健康医学科普丛书"之一，本书的出版得到了山东省研究型医院协会的大力支持，在此表示感谢。由于编者水平有限，尽管我们反复校对、再三审核，书中难免会有疏漏之处，诚挚地希望各位读者不吝赐教，提出宝贵意见和建议，以便日后予以改正。

2024 年 5 月

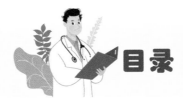

目录

鼻部疾病的影像学检查方法

咽喉部疾病的影像学检查

眼部疾病的影像学检查

心血管和胸部疾病的影像学检查

有关心血管的 MRI 检查常见问题

肺部疾病的影像学检查

纵隔与胸壁疾病的影像学检查

有关 CTA 的常见问题

乳腺与影像学检查

腹部实质脏器与影像学检查

肝脏疾病的影像学检查

胰腺疾病的影像学检查

肾脏的影像学检查

男性泌尿生殖系统的影像学检查

女性泌尿生殖系统的影像学检查

中轴骨与影像学检查方法

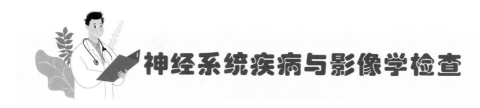

神经系统和影像检查的小知识

1.神经系统主要由哪些部分构成？

神经系统分为中枢神经系统和周围神经系统两大部分。中枢神经系统主要包括大脑、小脑、脑干和脊髓；周围神经系统包括周围神经、神经-肌肉接头、肌肉、神经根和神经丛。

大脑共有四个脑叶，分别为额叶、顶叶、枕叶和颞叶。脑干由延髓、脑桥、中脑三部分组成。脑室共有四个，分别为两个侧脑室、第三和第四脑室，脑室内含有脉络丛，可以产生脑脊液。脑动脉主要包括颈内动脉颅内段、大脑前动脉、大脑中动脉、椎动脉颅内段、大脑后动脉。

2.脑动脉会发生哪些病变？

一种病变为脑动脉狭窄。这相当于动脉里面由于产生了一些异常的病变，如存在动脉硬化的斑块或者血管壁增厚，导致动脉腔变窄而引起了血流障碍，造成大脑得不到充分的灌注。

另一种病变是脑动脉瘤。这是指脑部动脉血管壁异常突起所形成的病变。就像水管局部鼓起一个包一样，脑动脉瘤是脑内血管薄弱部位鼓出的包，当鼓出部位破裂时，会造成脑动脉瘤出血。

3.有哪些检查神经系统的影像学方法？

主要包括 X 线平片、CT 扫描、MRI 扫描、数字减影血管造影（DSA）等检查方法。

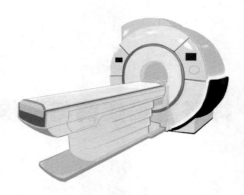

MRI 机器

4.什么是 X 线头颅平片？

头颅平片是指医生借助 X 线机器，对头颅进行照片的检查，医生可以通过头颅平片判断患者是否有头颅大小的变化、颅骨骨质的变化、颅腔内压力的变化，为临床诊断及进一步检查提供依据。头颅平片相较于其他影像检查具有更加简单、便宜、省时的优点。

5.什么是 CT 颅脑平扫和 CT 颅脑增强扫描？

CT 颅脑平扫就是利用 CT 给脑部进行常规的平扫检查，可以发现患者脑部是否有出血、占位或者梗死，在做平扫检查前要把头顶上的金属饰物都去除掉，以免产生伪影。

如果发现颅内病变且难以确定性质，必要的时候患者还可以进行脑部 CT 增强扫描。患者进行该检查时需在静脉应用显影剂，然后进行 CT 检查，来确定颅内病变的性质。

6.什么是 MRI 颅脑平扫和 MRI 颅脑增强扫描？

MRI 颅脑平扫是指通过磁场成像，不同的组织在磁场中会有不同的信号。该检查安全、无 X 线辐射，还能够清楚地显示脑部的各种常见病变，如脑梗死、脑出血、脑肿瘤、脑炎等。

如果 MRI 颅脑平扫发现有异常，特别是颅内病变难以定性的时候，可以进一步做 MRI 颅脑增强扫描。它是经静脉注射造影药物后再行一次 MRI 扫描。增强扫描能发现 MRI 平扫发现不了的病变特征，给病变的诊断与鉴别诊断提供重要依据，有时是关键依据。

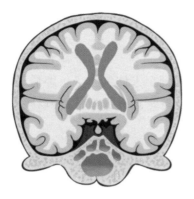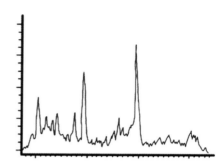

颅脑 MRI 影像

7.为什么要做脑血管造影?

脑血管造影是影像学检查常规方法之一,主要目的是了解脑血管的情况。其中,DSA 是诊断脑血管疾病的"金标准"。

8.什么是脑动脉 CT 血管造影检查(CTA)?

颅脑 CTA 是颅脑动脉 CT 成像,主要用来检查血管是否异常,经过静脉快速注入碘对比剂,通过血液循环到达颅脑动脉,然后 CT 扫描颅脑获得图像,目的是直观观察了解脑动脉的走行及管腔是否狭窄闭塞,管壁是否有局部凸起即动脉瘤,诊断准确率较高。

9.为什么 MRI 检查会有很大声音?

磁共振声音较大通常与梯度场切换有关,一般来说,在同一系统中需要快速切换梯度场扫描程序,所以会产生较大噪声。对于不同系统,梯度场越强,开关性能越好,噪声越大。

10.为什么 MRI 检查时禁止携带金属?

MRI 检查是将患者置于强大磁场内,如果患者身体内佩戴金属饰物,或者携带金属物品,可能会干扰磁场,进而影响图像质量;金属物品可能在强大磁场作用下产生移位,进而对患者的安全造成极大隐患。

11.轮椅可以推进 MRI 检查室吗?

轮椅不可以推进 MRI 检查室,因为轮椅是金属材料,会被磁共振机器吸入,引发安全问题。

12.为什么 MRI 检查没有辐射?

MRI 检查没有放射线电离辐射,其主要是利用人体氢原子核即质子,在强磁场的环境中通过射频脉冲信号激发,释放能量来进行成像的,所以整个过程是没有电离辐射的。

13.为什么做完增强 CT 检查要多喝水?

患者在做完增强 CT 之后应多喝水,目的在于让造影剂快速排出,因为做增强 CT 需要静脉注射造影剂,造影剂会对肾脏产生一定的毒性,所以多喝水有利于造影剂的快速排出,从而减少对肾脏的毒性损害。

14.体内放过植入物可以做 MRI 检查吗?

如果患者体内有植入物,并非绝对不能做 MRI 检查,这与植入物的类别、材质、植入时间有很大关系。

(1)心脏植入式电子设备:心脏植入式电子设备包括心脏起搏器、埋藏式心脏复律除颤器(ICD)、植入式心血管监测仪(ICM)和植入式循环记录仪(ILR)等,种类越来越多。目前,临床上应用的绝大多数心脏植入式电子设备都不能与 MRI 兼容。在强磁场中,这些设备可能会出现移位、起搏信号异常、除颤模式异常启动、电极升温等现象,严重时可导致装置损坏、心律失常甚至死亡等严重后果。有心脏植入设备的患者建议尽量避免做 MRI 检查,如必须做 MRI 检查,需要在专科医师指导下进行。

(2)人工心脏瓣膜和瓣膜成形环:几乎所有的人工心脏瓣膜和瓣膜成形环在 3.0 特斯拉及以下磁场中都是安全的,手术后任意时间都可在 3.0 特斯拉(含)以下做 MRI 检查。但由于产品的差异性,最好在 MRI 检查前对材料进行仔细确认。

(3)心脏搭桥术后:心脏搭桥术后 3 个月以上,经临床和影像科医生仔细确认后,可在 1.5 特斯拉(含)以下的 MRI 设备上进行检查。但考虑到影响图像质量问题,胸骨钢丝附近部位不建议行 MRI 检查。

(4)室间隔、房间隔缺损封堵器,滤器,金属线:大部分的封堵器、滤器(部分建议 6 周后)、金属线都是安全的;若患者体内有漂浮导管、较长的金属导丝,则不建议做 MRI 检查。由于产品的差异性,最好在 MRI 检查前对材料进行确认。

（5）牙科植入物：许多牙科植入物（如种植牙、固定的假牙和烤瓷牙等）含有金属和合金，有些甚至呈现铁磁性；可摘除假牙的，建议尽可能摘除；如为不可摘除假牙，根据其材料决定。但牙科植入物所在的部位可能会出现一些图像伪影。

（6）宫内节育器及乳腺植入物：目前尚未发现宫内节育器在 3.0 特斯拉及以下 MRI 检查中引起明显不良反应，一般不会造成移位，但可能产生伪影，影响图像质量。整形手术和隆胸所用的植入物大多为非铁磁性物质，这些患者行 MRI 检查是安全的，但少数整形用的配件可能带有金属，应予以注意。

（7）人工耳蜗：不建议有人工耳蜗的患者做 MRI 检查。因为 MRI 检查可能会使人工耳蜗磁极发生翻转，需要通过有创手术方法进行复位。若兼容，则需要在医师的指导下行 MRI 检查。

（8）其他植入物：能否做 MRI 检查主要取决于这些植入物的材料，如为钛或钛合金，大多无磁性或呈弱磁性，可兼容 MRI 检查，但可能会产生局部的图像伪影，影响诊断结果，需要和医师仔细确认后检查。

任何参与 MRI 检查的人员及陪同人员都必须去除所有金属附属物，如磁卡、手表、钥匙、硬币、发夹、眼镜、手机及类似电子设备，以及可移除的体表穿孔后佩戴的首饰、金属的药物传导片、含金属颗粒的化妆品和有金属饰物的衣服等。

脑肿瘤的影像学检查

1.什么是脑肿瘤？

脑肿瘤就是指发生在颅内脑实质内的肿瘤，可以分为原发肿瘤和转移性肿瘤。原发脑部肿瘤包括脑膜瘤、脑胶质瘤、垂体瘤、畸胎瘤等，而脑转移瘤一般常见于肺癌、乳腺癌、胃癌、大肠癌、食管癌等颅外脏器肿瘤的颅内转移。

脑肿瘤也可以分为良性和恶性肿瘤，良性肿瘤包括垂体瘤、脑膜瘤、听神

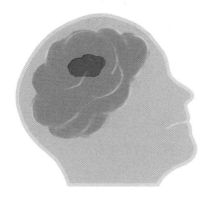

脑肿瘤

经瘤，经过完整的肿瘤切除，患者可以达到临床治愈，比较常见的脑恶性肿瘤是胶质瘤。胶质瘤按照世界卫生组织（WHO）分级分为 4 级，Ⅰ级通常是偏良

性的肿瘤，Ⅱ～Ⅲ级逐渐接近恶性，Ⅵ级是高度的恶性肿瘤。

2.脑肿瘤的主要影像学检查方法有哪些?

(1)脑电图检查:适用于诊断大脑半球生长快的脑瘤,可看到病侧的波幅降低,频率减慢,但对中线的、半球深部和幕下的脑瘤诊断帮助不大。

(2)脑部 CT 检查:是诊断脑肿瘤的常用检查方法,对脑瘤的检出率可达90％以上,易于显示病变的大小、形态、数目、位置、密度和性质,且解剖关系明确。

(3)头颅 X 线摄片:有助于了解有无颅内压增高,颅骨的局部破坏或增生,蝶鞍有无扩大,松果体钙化的移位及脑瘤内病理性钙化等。

(4)MRI 检查:适用于脑肿瘤的早期诊断,能够显示出绝大多数的颅内肿瘤及瘤周水肿,可精确显示肿瘤的位置、大小和形态。

颅脑损伤的影像学检查

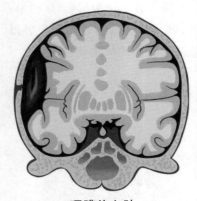

硬膜外血肿

1.什么是颅脑损伤?

颅脑损伤是颅脑组织因外伤、暴力等原因导致的疾病。患者常有意识模糊,头痛、呕吐,瞳孔异常变化,生命体征发生变化等症状,严重时还可能会昏迷,危及生命。直接暴力损伤是指暴力直接作用于受伤部位造成的损伤。对冲伤是头部受外力作用时,于着力处的对侧部位的脑组织发生的损伤。

2.常见的颅内血肿有哪些?

按血肿的来源和部位可分为硬膜外血肿、硬膜下血肿及脑内血肿。

3.硬膜外血肿患者典型 CT 表现是什么?

CT 是检查硬膜外血肿的最快捷的影像学方法。CT 检测在急性期主要表现为高密度影,在亚急性期和慢性期表现为等密度或低密度,或等低高混杂密度,其 CT 值位于 40～100 HU。

4.硬膜下血肿患者典型 CT 表现是什么?

CT 同样是检查硬膜下血肿的最快捷的影像学方法。急性硬膜下血肿在脑表面呈新月形或半月形高密度区;而慢性硬膜下血肿在颅骨内板下可见一新月形、半月形混杂密度或等密度阴影,中线移位、脑室受压。

5.外伤性蛛网膜下腔出血患者应做什么影像学检查?

由于外伤原因使血管破裂血液流入蛛网膜下腔后,颅腔内容物增加,压力增高,继发脑血管痉挛,血液刺激脑膜,可致剧烈头痛及出现脑膜刺激征。

头颅 CT 是诊断外伤性蛛网膜下腔出血的首选方法。CT 显示蛛网膜下腔内高密度影。

6.脑内血肿患者应做什么影像学检查?

脑内血肿是指头部外伤以后在脑实质内出血形成的血肿,多见于成人和老年伤者,可能与脑的血管脆性有关。脑内血肿多数伴有脑挫裂伤,常与硬脑膜下血肿并发;少数因凹陷骨折刺伤脑组织所致;部分因外伤时脑组织在颅内动荡引发脑内血管破裂出血。脑内血肿最快捷的影像学检查是 CT 检查。其主要表现是脑内某一实质或硬脑膜窦呈高密度改变。

7.脑挫裂伤患者应做什么影像学检查?

脑挫裂伤是脑挫伤和脑裂伤的统称,单纯脑实质损伤而软脑膜仍保持完整者称为脑挫伤,如脑实质破损伴软脑膜撕裂称为脑裂伤。因脑挫伤和脑裂伤往往同时并存,故合称脑挫裂伤。

脑挫裂伤最快捷的影像学检查是 CT 检查。脑挫裂伤的 CT 表现为低密度脑水肿中出现多发散在的斑点状高密度出血灶,脑室受压移位等。其常伴随蛛网膜下腔出血,表现为广泛的蛛网膜下腔和脑池,甚至脑室出现高密度影,以大脑纵裂出血的条索状窄高密度影最常见,尤其在儿童患者更为明显。

8.弥漫轴索损伤(DAI)患者应做什么影像学检查?

脑弥漫性轴索损伤是头部遭受加速性旋转外力作用时,因剪应力而造成的以脑内神经轴索肿胀断裂为主要特征的损伤。其特点为:①广泛性白质变性,小灶性出血。②神经轴索回缩球,小胶质细胞簇出现。③常与其他颅脑损伤合并,死亡率高。

弥漫轴索损伤最快捷的影像学检查是 CT 检查。其组织撕裂出血在高分辨率 CT 上表现为胼胝体、脑干上端、内囊和底节区、白质等部位的小灶状高密度影,一般不伴周围水肿或其他损害。但无出血的组织撕裂,CT 不能显示,因此 CT 正常不能除外弥漫性轴索损伤。

9.什么是颅骨骨折?

颅骨骨折是头部骨骼一处或多处发生断裂,一般由于外力冲击或暴力打击引起。颅骨骨折一般有多种形态,严重时可能会引起颅内血肿等病症。

而且,颅骨骨折的患者不一定都会有骨折线,这是因为有的患者伤得比较轻,或者是伤后一段时间才来医院做检查,伤口已经开始愈合了,骨折线显示就会模糊。

(王大伟　朱瑞　曲俊宇　许归华)

神经系统感染和影像学检查

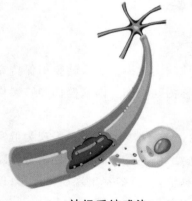

神经系统感染

1.什么是神经系统感染?

神经系统感染是指各种病原体引起的中枢神经系统的急性或慢性炎症性疾病,80% 以上由肠道病毒(包括脊髓灰质炎病毒、柯萨奇病毒、埃可病毒及新型肠道病毒 71 型)引起。神经系统感染的主要途径是各种致病菌通过血行感染、扩散性感染、迁入性感染侵入脑内。

2.神经系统感染的常见疾病有哪些?

(1)脑膜炎:指软脑膜的弥漫性炎症性改变。脑膜炎的临床症状通常以脑膜刺激症状为主,主要表现为剧烈头痛、恶心呕吐等。

(2)脑炎:是指脑实质受病原体侵袭导致的炎症性病变。脑炎患者的临床症状主要以脑功能损伤为主,常存在感觉运动功能障碍、意识障碍、言语功能障碍等情况。

(3)脑脓肿:是指位于脑组织内的由化脓性细菌感染引起的脓肿。

(4)室管膜炎:又称"脑室炎",主要由于脑脊液或其他原因而引起室管膜的炎性改变。

3.脑炎的 CT 表现主要有哪些?

(1)一型脑炎 CT 表现:病变早期 CT 扫描无阳性发现,病变进展,颞叶内侧面或额叶眶面单发或多发,边缘模糊的呈斑点状或大片状的低密度区,其内有斑点状、大小不一的高密度出血灶,有占位表现,一般不侵及豆状核,低密度区在发病后一周最明显,可持续四周以上。

(2)二型脑炎 CT 表现:侧脑室旁的钙化或室管膜和脑皮质的广泛钙化,可并发孔洞脑、小脑畸形以及脑积水和脑萎缩。单纯疱疹病毒性脑炎病变,主要位于双侧颞叶和边缘系统,常不对称或仅限于一侧。亚急性硬化性全脑炎病变广泛,分布于皮质下和脑室周围,伴弥漫性脑水肿,带状疱疹病毒性脑炎病变多沿脑血管分布。

4.什么是化脓性脑膜炎?

化脓性脑膜炎是化脓性细菌引起的脑膜炎症,常见病原菌为脑膜炎双球菌、流感嗜血杆菌及肺炎链球菌等。部分患者病变累及脑实质,临床多见于婴幼儿、儿童和 60 岁以上老年人。通常急性起病,临床以急性发热、惊厥、意识障碍、颅内压增高和脑膜刺激征以及脑脊液脓性改变为特征。化脓性脑炎最有效的影像学检查是 CT 检查。

5.影像学检查能明确脑炎致病菌吗?

影像学检查很难明确脑炎致病菌,一般 CT 扫描多无异常发现,脑炎的诊断主要依靠实验室检查。

6.脑脓肿的典型 CT 表现是什么?

脑脓肿的典型 CT 表现为边界清楚或不清楚的低密度灶,静脉注射造影剂后,脓肿周边呈均匀环状增强,脓肿附近脑组织可有低密度水肿带,脑室系统可受压、推移等。

7.脑脓肿的典型 MRI 表现是什么?

MRI 平扫脓肿壁信号在不同时期表现不同,脓液在 T1WI 上为低信号,T2WI 上为高信号,弥散加权成像(DWI)上均表现为高信号,增强后脓肿壁呈显著环状强化,少数为不连续结节样强化,脓液不强化。

8.什么是神经系统结核病?

神经系统结核病是中枢神经系统感染了结核分枝杆菌而出现一系列症状的疾病,临床上包括结核性脑膜炎、脑部结核瘤、椎管内脊膜炎三种。中枢神经系统结核病在临床上分为脑膜炎、颅内结核瘤和脊椎结核性蛛网膜炎三类。

9.结核性脑膜炎典型 CT 表现是什么?

(1)渗出物:平扫,蛛网膜下腔的脑脊液密度消失,而呈等、高密度,以脑底部脑池、外侧裂池明显。CT 增强扫描呈明显不规则强化。

(2)粟粒样结核结节:平扫,脑膜上、大脑及小脑实质内粟粒样等或低密度结节。CT 增强扫描可示小结节明显强化。

(3)可出现脑积水、脑水肿、局灶性脑缺血及脑梗死。

10.结核瘤是肿瘤吗?

结核瘤不是肿瘤,但其影像学检查提示颅内有占位性病变,类似于肿瘤,因此叫结核瘤。结核瘤是指结核分枝杆菌进入脊髓或大脑引起的干酪样坏死和肉芽肿性病变。干酪样坏死似奶酪样,外有一层纤维包裹,质地较实,界限清楚。

11.结核瘤的 MRI 表现是什么?

MRI 表现:病灶坏死部分在 T1WI 上呈略低信号,T2WI 上呈不均匀高信号;病灶肉芽肿部分在 T1WI 上呈高信号,T2WI 上呈低信号;病灶钙化部分在 T1WI 上和 T2WI 上均呈低信号;包膜在 T1WI 上呈等信号,T2WI 上呈低或高信号。增强扫描可显示病灶呈环状强化伴壁结节。

12.什么是克-雅病?其影像学表现是什么?

克-雅病俗称“疯牛病”,是一种朊蛋白传染病,人畜共患,传染性比较强,可以在人或者动物身上传染、发病。患者通常在中年起病,潜伏期为 30 年,但也可能在发病后经过 1～2 年的发生、发展，快速危及生命。

其主要的 MRI 表现为 DWI 显示双侧基底节及皮质不对称性高信号，这是最常见的表现。

13.什么是莱姆病?

莱姆病是一种以蜱为媒介的螺旋体感染性疾病，是由伯氏疏螺旋体所致的自然疫源性疾病。其通过受感染的黑腿蜱虫（通常称为鹿蜱）传播。

患者的早期症状通常是在咬伤处出现一个大的、凸起的红斑，之后红斑变大，中心变得清晰并在其周围出现红环（牛眼疹），红斑不痒不痛，但可能是温暖的，通常在 3～4 周后消失，某些莱姆患者也可从未出现过红斑或皮疹；然后细菌开始通过身体传播，患者可能会出现以下症状：持续几周的疲乏，发热、寒战和头痛，颈项僵硬和肌肉酸痛，关节疼痛和肿胀，有时身体出现更多的小红斑，出现头痛和颈项僵硬（脑膜炎），面部一侧瘫痪。

MRI 在莱姆病的诊断和随访中起着至关重要的作用。

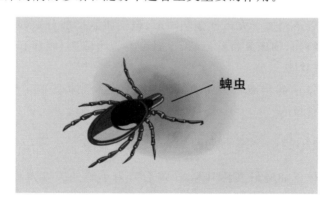

蜱虫

神经系统先天畸形的影像学检查

1.什么是脑脊膜膨出? 其 MRI 表现是什么?

脑脊膜膨出是先天性脊柱或颅骨闭合不全形成缺损，脊膜、脑膜或伴神经组织形成囊性膨出。

其 MRI 表现为软组织肿块与脑组织信号相似，T1WI 呈等信号，T2WI 显示围绕在膨出脑组织周围的脑脊液呈高信号，并与颅内脑实质通过颅底骨质缺损部位相连。增强扫描可见软组织肿块内未见异常强化,外周脑膜可以轻度线状强化。脑膜增厚强化,提示感染。

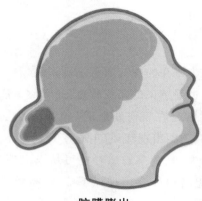

脑膜膨出

2.什么是胼胝体发育不良？其典型 MRI 表现是什么？

胼胝体发育不良属于先天性颅脑畸形,包括胼胝体部分缺如或全部胼胝体和周围结构的缺如,临床无特殊症状,重者可有智力障碍、癫痫和颅内压增高症状,甚至呈痉挛状态。

纵裂与三室前部相通是该病的最常见表现,胼胝体全部或者部分缺如,侧脑室前角向外移位等。

3.什么是小脑扁桃体下疝畸形？其首选影像学检查方法是什么？

小脑扁桃体下疝畸形又称"Chiari 畸形",为小脑先天性发育异常,扁桃体延长,经过枕骨大孔突出到上颈段椎管内,部分延髓和第四脑室同时向下延伸,常伴脊髓空洞症、脊髓纵裂、脑积水和颅颈部畸形等。

目前临床上常用的小脑扁桃体下疝畸形分型将其分为四型,多数为Ⅰ型或Ⅱ型。

Ⅰ型:小脑扁桃体向下移位疝至枕骨大孔平面以下 5 毫米。

Ⅱ型:小脑蚓部、第四脑室、下脑干疝至枕骨大孔平面以下,常伴有脊髓脊膜膨出。

Ⅲ型:小脑和脑干等后颅窝内容物移位下疝入颈部脑膨出内。

Ⅳ型:小脑发育不良,无小脑下疝。

该病首选 MRI 检查,脑桥偏右侧 MRI 矢状位显示病变最清晰。

4.什么是先天性第四脑室中孔和侧孔闭锁(Dandy-Walker 畸形)? 其典型 MRI 表现是什么?

Dandy-Walker 畸形是一种先天性脑发育畸形,常见于婴儿和儿童,有家族史。

MRI 能清楚地显示颅后窝增大,其内主要为液体信号,直窦与窦汇上移至人字缝以上;小脑半球体积小,蚓部缺如或缩小;第四脑室向后扩大,形成小脑后囊肿;脑干前移,桥前池及桥小脑角池消失。

5.什么是视-隔发育不良综合征? 其 MRI 表现是什么?

视-隔发育不良综合征是罕见的中线结构前部畸形,包括透明隔缺如及视觉传导通路发育不良。

该病的 MRI 表现如下:

(1)两侧侧脑室之间见不到透明隔影。

(2)额角前部(轴位)和顶部(冠状位)变平坦,呈方形额角。

(3)视交叉和视神经变细。

(4)合并尿崩症者垂体柄增大。

(5)鞍上池扩大,提示下丘脑发育不良。

(6)皮质萎缩可出现脑萎缩。

6.什么是灰质异位? 其 MRI 表现是什么?

灰质异位也就是灰质没在它的正常位置上,是因为胚胎时期发育异常而使皮质下神经元不能迁移到正常部位所引起的一种皮质发育畸形疾病。

该病首选 MRI 检查,表现如下:

(1)脑白质中出现灰质信号,与皮质相连或不相连,T1 加权略低信号,T2 加权略高信号。

(2)大的灰质异位具占位效应,压迫脑室变形。

(3)常合并脑裂畸形或其他畸形。

(4)增强后无强化。

(王大伟　朱瑞　曲俊宇　许归华)

神经系统脱髓鞘的影像学检查

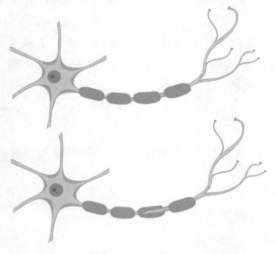

髓鞘(上)和脱髓鞘(下)

1.什么是髓鞘和脱髓鞘?

髓鞘是包裹在神经细胞轴突外面的一层膜,就像是电线外面包裹的那层保护套一样,以起到绝缘作用,防止神经电冲动从神经元轴突传递至另一神经元轴突。

脱髓鞘就是神经细胞轴突外面的髓鞘被破坏掉了,如果髓鞘缺失,就相当于电线破皮了,电线就容易短路。同理,脱髓鞘后,神经的传导功能就会受损。

2.什么是多发硬化?

多发硬化是以中枢神经系统白质炎性脱髓鞘病变为主要特点的自身免疫疾病,主要累及脑室周围、近皮质、视神经、脊髓、脑干和小脑。多发硬化好发于青年女性。

绝大多数患者表现为空间和时间多发性,空间多发性是指病变部位的多发,时间多发性是指缓解至复发的病程。多发性硬化患者的临床症状和体征多种多样,主要包括肢体无力、感觉异常、视神经炎、共济失调、发作性症状、精神症状等。

3.什么是急性播散性脑脊髓炎?

急性播散性脑脊髓炎是急性炎症性脱髓鞘疾病,广泛累及脑和脊髓白质,通常发生在感染后、出疹后或疫苗接种后,其病理特征为多灶性、弥漫性髓鞘脱失,发病机制仍不清楚,好发于儿童和青壮年。

患者常在感染或疫苗接种后 1~2 周急性起病,常突然出现高热、头痛、头昏、全身酸痛,严重时出现痫性发作、昏睡和深昏迷等;如果脊髓受累可出现受损平面以下的四肢瘫痪或截瘫;锥体外系受累可出现震颤和舞蹈样动作;小脑受累可出现共济运动障碍。

4.什么是中央脑桥髓鞘溶解?

中央脑桥髓鞘溶解是一种少见的可致死性的中枢神经系统脱髓鞘疾病,以脑桥基底部对称性脱髓鞘为病理特征。绝大多数患者为慢性酒精中毒晚期或常伴严重威胁生命的疾病。

患者最早的症状经常为声音嘶哑和发音困难,有些患者可见眼球震颤以及眼球协同运动受限或眼球凝视障碍等,严重的患者可出现缄默症和四肢瘫,通常上肢症状重于下肢,而感觉和理解能力相对完整,可通过眼球活动示意,表现为假性昏迷和完全或不完全闭锁综合征。病灶若波及中脑,患者则出现瞳孔对光反应消失、眼球运动障碍等。

5.多发硬化、视神经脊髓炎和中央脑桥髓鞘溶解的首选影像学检查方法是什么?

以上疾病的患者首选 MRI 检查。

6.肾上腺脑白质营养不良的首选影像学检查方法是什么?

肾上腺脑白质营养不良呈 X 染色体连锁隐性遗传,多在儿童期发病,通常为男孩,有家族史,主要累及枕叶、顶叶及颞叶白质,有时也可累及脑干和视神经。

该病首选 MRI 检查,可多维成像,有利于明确病变部位和病理变化范围、进展情况及严重程度,对本病的诊断和治疗具有重要的指导意义。

(王大伟　朱瑞　曲俊宇　许归华)

遗传性、代谢障碍及中毒脑病的影像学检查

1.什么是磁共振波谱(MRS)成像?

MRS 成像是利用磁共振化学位移现象来测定组成物质的分子成分的一种检测方法,当前常用的是氢质子波谱技术,氢质子在不同化合物里共振频率不一样,所以在检测出来 MRS 谱线中的位置也不一样,这样就能把不同化合物区

别开了,也是目前唯一可以测得活体组织代谢物的化学成分和含量的检查方法。

2.什么是线粒体脑病? 其主要累及哪些脑区?

线粒体脑病是由线粒体 DNA 缺陷导致的线粒体结构和功能障碍,使肌纤维和脑神经细胞的腺嘌呤核苷三磷酸(ATP)生成不足而引起以脑和肌肉受累为主的多系统疾病,临床症状多以头痛、呕吐、智力障碍、肌力异常进行性加重为主要表现。因为受精卵中的线粒体都来源于卵子,所以线粒体脑病多为母系遗传病。

该病首选 MRI 检查,好发于顶枕叶、颞叶、基底节,病变以灰质为主,白质也可受累。

3.线粒体脑病的分布有什么典型特点?

线粒体脑病卒中样发作时临床表现与脑梗死相似,但病灶的范围、分布与脑动脉灌注供血区不一致,而主要集中在代谢旺盛的微血管区域,周围水肿不明显。

4.线粒体脑病 MRS 成像有什么典型特点?

MRS 早期检出乳酸双峰的存在对线粒体脑病的诊断具有很大价值。

5.甲状旁腺功能减退的脑内主要表现是什么?

甲状旁腺功能减退的颅脑 CT 扫描可看出其脑内主要表现,典型者一般多发生在双基底节、丘脑、小脑齿状核,呈对称性高密度广泛散布大小不等钙化灶,双侧额顶叶皮质下或皮髓交界处呈对称性大小不等片状、弯曲、条状钙化,内囊区无钙化,呈"内囊空白征"。

(王大伟 朱瑞 曲俊宇 许归华)

脑变性与退行性疾病的影像学检查

1.什么是阿尔茨海默病?

阿尔茨海默病就是大家常说的"老年痴呆",是一种发病进程缓慢、随着时间不断恶化的神经系统退行性疾病。该病起病缓慢或隐匿,患者及家人常说不清是什么时候发病的,多见于 70 岁以上(男性平均 73 岁,女性为 75 岁)的老人。该病最常见的早期症状为丧失短期记忆,也就是难以记住最近发生的事;当疾病逐渐进展,可能逐渐出现语言障碍、定向障碍(容易迷路)、情绪不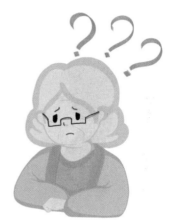稳、丧失动机、无法自理等许多行为问题;当情况恶化时,患者会与家庭或社会脱节,并逐渐丧失身体机能,最终导致死亡。

2.阿尔茨海默病的主要 CT 表现有哪些?

该病的主要 CT 表现为弥漫性脑萎缩,以颞叶前部及海马最明显,两侧多不对称。颞角扩大,颞角内侧脑实质密度减低,即所谓的海马透明区。但 CT 不能直接诊断阿尔茨海默病。

3.阿尔茨海默病的主要 MRI 表现有什么?

以海马为显著的弥漫性脑萎缩是阿尔茨海默病的主要影像诊断依据,MRI 会比 CT 显示更加清楚,通过 MRI 在与海马长轴垂直的倾斜冠状位上进行径线测量,可以早期发现颞叶内侧(包括海马)萎缩和颞顶皮层萎缩。

4.什么是 Lewy 小体痴呆? 其主要的 MRI 表现是什么?

Lewy 小体痴呆是一种缓慢进展的神经系统变性疾病,仅次于阿尔茨海默病,为痴呆的第二位常见病因,因病理学表现为皮质和皮质下有大量的 Lewy 小体而得名。其表现为正常或弥漫性脑萎缩,与阿尔茨海默病相比,该症患者颞叶内侧萎缩程度较轻。

5.什么是帕金森病？其主要 MRI 表现是什么？

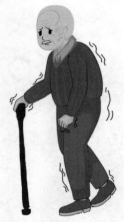

帕金森病是一种常见的神经系统变性疾病，主要累及运动系统，老年人多见，平均发病年龄约为 60 岁。帕金森病最主要的病理改变是中脑黑质多巴胺(DA)能神经元的变性死亡，由此而引起纹状体 DA 含量显著性减少，但导致这一病理改变的确切病因仍不清楚。

该病临床上主要的表现为静止性震颤、运动迟缓、肌强直和姿势步态障碍。有的患者会感到手经常抖动，越是静止不动越抖得厉害，拿东西的时候反而不抖了；还有些患者会感到某只手或者腿活动不灵活，肢体发僵、发硬，经常越走越快，止不住步，也容易摔倒等。

该病 MRI 表现为黑质致密带萎缩、变窄，且正常的短 T2 黑质信号消失和弥漫性大脑皮质萎缩，双侧苍白球出现短 T2 异常信号，壳核也可出现短 T2 信号。

6.什么是遗传性脊髓小脑共济失调？其首选影像学检查方法是什么？

遗传性脊髓小脑共济失调是一组由于基因突变导致的脊髓、小脑、脑干的退行性病变，多于成年发病，并且同一家系的发病年龄会逐代提前，症状逐代加重。

CT 及 MRI 检查对于诊断遗传性脊髓小脑共济失调有一定意义。MRI 可以观察到该病患者有小脑萎缩，有时可见脑干萎缩。

7.什么是亨廷顿舞蹈病？其典型的 MRI 表现是什么？

亨廷顿舞蹈病是一种常染色体显性遗传的基底核和大脑皮质变性疾病，多见于 30～50 岁人群，患者的连续后代中会有一代比一代发病提前的倾向，父系遗传时这种现象更明显，隐匿起病，进展缓慢。其主要累及基底核和大脑皮质区域。

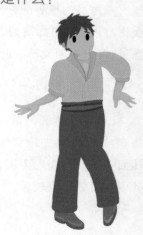

该病最常见、最具特征性的症状为慢性进行性舞蹈样不自主运动，表现为手指弹钢琴样的动作和面部怪异表情，累及躯干时患者可产生舞蹈样步态，也可能有手足徐动和投掷症；有的患者也会出现抑郁、幻

觉、注意力减退、记忆降低等精神障碍和痴呆症状。

MRI 可见大脑皮质和尾状核萎缩，脑室扩大，T2 像可见壳核信号增强，磁共振波谱成像可见大脑皮质和基底核乳酸水平增高。

8.什么是局灶性脑皮质发育不良？首选影像学检查方法是什么？

局灶性脑皮质发育不良是由脑皮质神经元移行障碍或细胞增殖障碍所导致的一种疾病，是皮质发育畸形的一种，也是导致难治性癫痫的最常见病因。

局灶性脑皮质发育不良可以发生于大脑的任何部位，以额叶及颞叶最为多见，主要局限性地累及皮质及皮质下区，但也有部分广泛累及白质，有的则从皮质累及侧脑室。

该病患者可首选进行 MRI 检查。其 MRI 表现为局灶性皮层增厚，灰白质边缘模糊，脑回形态异常，脑回白质萎缩，皮层发育不良区域多呈锥形并指向脑室。

（王大伟　朱瑞　曲俊宇　许归华）

脑血管病的影像学检查方法

1.DSA、CTA、磁共振血管造影(MRA)在诊断脑血管病时该如何选择？各自的优劣势是什么？

MRA 是通过磁共振检查获取的脑血管图像，患者无须注射造影剂，无过敏风险，对血管狭窄、血管畸形及动脉瘤等可以做出初步判断，适用于脑血管病的筛查；缺点是空间分辨率低，对小血管显示欠佳，且检查时间长，对患者的配合度要求高。

CTA 通过 CT 检查获取脑血管图像，患者需注射造影剂，成像速度快，适用于门急诊患者，图像分辨率较高、准确性强。

DSA 是一项有创检查，需要动脉插管，分辨率最高，是诊断脑血管疾病的"金标准"，并可以在检查的同时进行介入治疗，但随着无创性检查技术如 CTA、MRA 等的快速发展，DSA 现主要用于颈段动脉、颅内动脉的狭窄或闭塞、脑血管畸形、颅内动脉瘤的诊断。医生会根据患者个人情况选择其最适合的检查方法。

2.怀疑急性脑出血时是做 CT 检查还是做 MRI 检查？

CT 和 MRI 均为诊断急性脑出血准确且必要的影像学检查，但相比较而言，CT 更适宜作为急危重症患者的首选，这是因为 MRI 检查时间相对较长，且易受外界因素影响，若患者稍不配合将直接影响图像质量。CT 检查相对简单，对患者配合度要求低，且影像学表现更为直接、典型。

3.怀疑急性脑梗死时是做 CT 检查还是 MRI 检查？

CT 不仅可以明确有无脑梗死，还可以鉴别是否有脑出血，但在脑梗死发病 24 小时内阳性率较低，而 MRI 作为敏感度更高的无创检查方法，除上述 CT 所具备的优点外，还可以在 DWI、磁共振灌注成像（PWI）等序列的帮助下对超早期脑梗死的诊断及早期溶栓治疗起到至关重要的作用。但 MRI 同样存在检查时间长、受外界因素影响大等缺点，具体应用 CT 还是 MRI 应结合患者的病情综合评定。

4.脑卒中需要做增强扫描或者血管造影吗？

一般对脑卒中的确诊无须通过增强扫描或血管造影，只进行 CT 或 MRI 平扫即可诊断。但当需要进一步寻找病因或该病灶的"责任血管"时，如怀疑动脉瘤或血管畸形导致脑出血时，可以行增强扫描、血管成像和血管造影以明确原因或进一步介入治疗。

5.为何脑外伤患者首选颅脑 CT 检查？

CT 检查扫描时间较短，对于急性期出血较为敏感，且可以对颅骨有无骨折、有无脑疝等情况准确评估，并允许急救设施进入机房，便于抢救患者。因此，把颅脑 CT 作为颅脑外伤患者的首选检查。

6.怀疑颅内动脉瘤应做哪种影像学检查？

较大的动脉瘤做 CT 或 MRI 平扫时就可发现，较小及隐匿的动脉瘤需进行磁共振血管造影（MRA）或 CTA 检查。其中，MRA 为无创且无辐射的检查，但阳性率低于 CTA 检查，存在一定局限性。CTA 对于显示动脉瘤破裂引起的蛛网膜下腔出血等并发症更优。若诊断困难或需介入治疗时，患者应选择 DSA 检查，DSA 是诊断动脉瘤的"金标准"。

7.颅脑 CT/MRI 影像报告中的缺血灶是什么意思?

脑内缺血灶常是影像学检查的一种表现,部分病因尚未明确,大多数是动脉粥样硬化,常见于糖尿病、高血压、高血脂的患者,脑内深部小血管狭窄,导致长期的慢性缺血性改变。其在老年人中多见,90% 的 60 岁以上的老年人均可见缺血灶,但个体差异大,多数没有特异性症状。

8.颅脑 CT/MRI 影像报告中的软化灶是什么意思?

软化灶是一种影像学的描述性用语,可以继发于神经系统疾病后出现实质性脑细胞损伤、坏死,坏死的脑组织逐渐液化、吸收。软化灶相当于疾病留下的一个疤痕,是无法消失的,但大多数是不需要临床处理的,即不需要用药或者手术,只需要治疗原发基础疾病,如高血压、糖尿病等。

9.颅脑 CT/MRI 影像报告中的腔隙性脑梗死是什么意思?

腔隙性脑梗死简称"腔梗",指大脑深部的缺血性微小梗死灶,属于脑梗死的一种特殊类型,在 CT/MRI 检查中表现为病灶的直径小于 15 毫米,可无明显症状或仅表现为头晕头痛、肢体麻木、记忆减退等非特异症状。

10.颅脑 CT/MRI 影像报告中的老年性脑改变是什么意思?

老年性脑改变提示大脑实质的萎缩,就如核桃里比较干瘪的果仁,影像表现为脑室扩张、脑沟裂增宽等,可能与年龄增长或动脉粥样硬化等一些全身疾病有关。其并不完全代表患者一定有认知障碍或其他临床症状,因此大家不必过分担心,要注意保持心情的愉悦和避免过度的体力劳动。

11.为什么头痛、头晕要做 MRI 检查?

头痛头晕做 MRI 检查是为了排除脑内的器质性病变,如炎症、脱髓鞘、脑卒中、肿瘤性病变及发育畸形等,有时需要添加其他特殊序列或扫描方式进一步明确诊断。当然有些血管神经性的头痛是 MRI 无法诊断的,因此 MRI 没有明显异常也并不代表万事大吉。

(林楠　林祥涛)

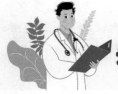

头颈部疾病的影像学检查

耳部疾病相关的影像学检查

1.耳部常规影像检查有哪些？各有什么优势？

耳部常规影像检查方法主要有 X 线、CT 检查和 MRI 检查三种。X 线在观察颞骨全貌,判断乳突和岩锥气化程度方面很有价值,对评价电子耳蜗植入电极的位置和完整性也十分有用。目前,CT 检查为高分辨率 CT 扫描,可以显示精细的骨骼解剖结构及乳突、外耳道和中耳内的软组织密度,同时可以进行各个方向重建,更好地观察病变,但在辨别异常密度物质的性质方面受到限制。MRI 检查的优点在于没有辐射,同时能够很好地分辨软组织病变的性质。目前,高分辨率 CT 检查是耳部最常用的影像学检查方法。

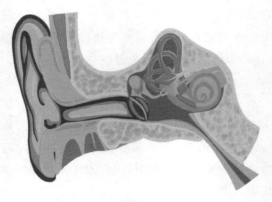

正常的耳部

2.耳部 X 线检查包括哪些？适用于哪些疾病？

耳部 X 线检查包括 25 度侧斜位片、颞骨岩锥轴位片、颞骨岩部后前位片，适用于判断乳突和岩锥气化程度、评价电子耳蜗植入电极的位置和完整性。

3.做耳部 MRI 检查时应该注意哪些问题？

除常规做 MRI 检查时需要注意的问题外，有人工耳蜗的患者需要根据耳蜗要求选择相应的场强，同时需要对耳部进行防护，如戴上耳塞，以降低噪音对耳部的伤害。对于不能配合的儿童，应服用镇静剂来接受检查。

4.做内耳 MRI 检查的目的是什么？什么情况需要强化扫描？

内耳 MRI 与常规的颞骨 MRI 不同，其重点观察内耳的相关疾病，如内耳出血、炎症、肿瘤及邻近病变是否累及内耳。当发现内耳疾病时，为了对病变定性，一般都需要强化扫描。

5.颞骨 CT 检查适用于哪些疾病？

颞骨 CT 检查的目的主要是观察颞骨及其周围结构的病变，主要包括颞骨外伤、中耳乳头炎、胆脂瘤、听小骨及内耳畸形、颞骨及侧颅底肿瘤与肿瘤样病变、耳鸣等疾病以及人工耳蜗植入或其他经颞骨入颅手术的术前评估等。

6.做颞骨 CT 检查时为什么有的患者需要打针，有的不需要打针？

颞骨 CT 检查分为常规扫描技术和搏动性耳鸣两种检查技术，一般情况下常规扫描技术不需要强化扫描，但在考虑肿瘤性病变时为了定性需要打针注射对比剂后进行扫描；或者临床医师高度怀疑有病变，但平扫没有发现病变，需要增强扫描发现病变；或者为了准确地判断病变范围及临床分期情况也需要强化扫描；搏动性耳鸣患者观察血管时需要打针注射对比剂后进行扫描以观察血管情况。

7.颞骨 CT 检查对身体有哪些危害？

CT 检查的最大危害是具有辐射性。患者在行颞骨 CT 检查时，有时扫描范围内会包括眼睛晶状体、甲状腺，晶状体和甲状腺对射线比较敏感，当连续多次扫描时可能会产生一定的影响，如出现晶状体混浊、甲状腺损伤等。

8.做颞骨 MRI 检查前应该做哪些准备?

患者做颞骨 MRI 检查时除了进行常规 MRI 检查前的准备外,佩戴耳蜗的患者还要注意,应明确该类型耳蜗是否能做 MRI 检查,检查前需要把耳蜗外部的挂件摘下来;突发性耳聋的患者注意对耳朵的保护,正确佩戴耳塞;对于不配合的患儿,应注射镇静剂后再检查。

9.内耳 MRI 检查时的噪声对耳朵有什么影响吗?

MRI 的噪声一般为 65～95 分贝,个别检查序列在 100 分贝左右,这相当于汽车穿梭在马路上或者摩托车启动的声音,在正确佩戴耳机或耳塞的情况下,不会对耳朵产生很大的影响;极少部分患者可能会出现心情烦躁、耳鸣的现象,但过段时间就会恢复,不会造成永久的损伤。

10.做颞骨 MRI 检查有什么危害吗?

颞骨 MRI 检查与 CT 检查不同,MRI 检查没有辐射的危害,孕妇和儿童也可以进行检查。目前,MRI 检查存在噪声大、扫描时间长的问题,但并不会对人体产生危害。

11.如何通过影像学检查观察内耳发育?

通过颞骨 CT 检查和内耳膜迷路水成像可以观察内耳的发育情况。

12.影像学检查提示内淋巴积水,就是耳朵进水了的意思吗?

内淋巴积水不是耳朵进水了的意思,而是说内耳里面的循环系统出现问题,导致内耳内淋巴里面的水增多了。

13.人工耳蜗手术前需要做哪些检查?

人工耳蜗术前需要做以下检查:
(1)常规的耳科检查,主要观察耳郭、外耳道、鼓膜情况。
(2)听力学检查,包括声导抗、耳声发射以及诱发电位等。
(3)影像学检查,包括颞骨高分辨率薄层 CT、颅脑和内耳 MRI 等,了解中耳及内耳的情况,主要检查耳蜗发育情况,观察蜗神经是否缺如或发育不良。

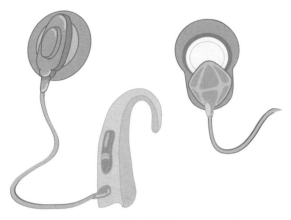

人工耳蜗

14.影像上如何判断人工耳蜗植入的效果?

人工耳蜗植入术后需要判断耳蜗电极在耳蜗的位置,因此需要通过影像学检查判断植入电极的位置、形态,通常利用 X 线检查。目前,锥形束 CT(CBCT)检查能更好地判断电极的位置和形态,并已逐渐取代了 X 线检查。

15.植入人工耳蜗后能做 MRI 检查吗?

有人工耳蜗的患者是可以行 MRI 检查的,但需要注意一些问题。首先,患者行 MRI 检查时要对植入体采用加压包扎,在满足诊断要求的条件下,尽量选择低场强的 MRI,检查前确定是否需要行取磁铁手术等。

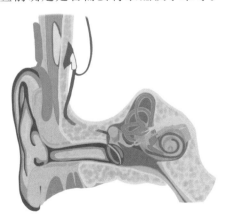

使用中的人工耳蜗

16.放人工听骨后能做 MRI 检查吗?

一般情况下人工听骨的材质是医用级钛,患者可常规进行 MRI 检查。但也有一部分人工听骨的材料不适合做 MRI 检查,因此需要确定人工听骨的性质后再做决定。

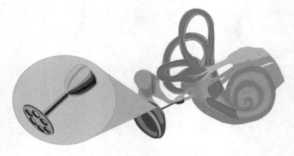

人工听骨

17.鼓膜穿孔修复术后能做 MRI 检查吗?

鼓膜穿孔修复术后是可以进行 MRI 检查的,因为最常用的修补材料是颞肌筋膜和耳屏软骨。

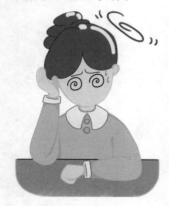

18.眩晕疾病常用什么影像学检查方法?

眩晕疾病分为前庭性眩晕和非前庭性眩晕,其中前庭性眩晕就是耳朵引起的眩晕,因此常用的影像学检查方法包括颞骨 CT、MRI 及内耳 MRI、内耳膜迷路水成像等;非前庭性眩晕是指脑部疾病引起的眩晕,最常见于脑血管病变,因此常见的影像学检查方法包括颅脑 MRI 及 MRA 检查,以便观察颅脑及脑血管的情况。

19.什么是耳石症?

耳石症又叫"良性阵发性位置性眩晕"。

耳石并不是真正的石头,肉眼是看不见的,它是存在于内耳的碳酸钙结晶,正常人每个耳朵里面都有小小的结晶体,其固定在椭圆囊和球囊,一旦脱落,离开原有的位置,就会导致眩晕。

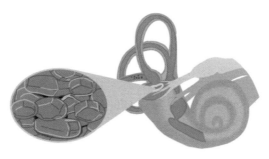

耳石

20.出现耳鸣时需要常规做影像学检查吗?

耳鸣是耳鼻咽喉科常见的症状之一,由于其病因和病变部位不明确,发病机制复杂,一直是临床诊治的难题。影像学检查可为耳鸣患者的病因探查和病情评估提供重要依据。当临床医生通过查体发现耳鸣的节奏与心脏、脉搏跳动一致,压迫颈部则耳鸣消失时,可以行颞骨 CTA、CT 静脉造影(CTV)或 DSA 检查找到发病血管,给予治疗;当临床医生发现耳鸣与中耳或外耳道病变有关时,可以让患者行颞骨 CT 或 MRI 找到发病原因。

21.颞骨影像学检查未发现异常,为什么还会耳鸣?

耳鸣的原因很多,不单单耳部疾病会导致耳鸣,其他一些全身性疾病也能导致耳鸣,如高血压、低血压、糖尿病等。同时,在过度疲劳、睡眠不足或情绪过度紧张时也会发生耳鸣,很多情况下影像学检查是不能发现异常的。

22.听力下降时需要做影像学检查吗?

听力下降的原因有很多,很多时候需要通过影像学检查发现病因,常用的听力检查方法有颞骨 CT、内耳膜迷路水成像、颞骨 MRI 检查等,以排除胆脂瘤、内听道肿瘤、听骨链畸形、内耳出血等常见疾病。

23.突发性耳聋的患者应该做哪些影像学检查?

突发性耳聋患者需要做颅脑及内耳 MRI 检查,颅脑 MRI 检查可以排除脑卒中、出血等严重疾病,内耳 MRI 检查可以观察内耳、内听道有无异常,MRI 可以指导临床方案的选择。其中一部分患者的内耳 MRI 检查提示内耳蛋白沉积或出血,这提示患者内耳内环境稳态的破坏。若患者为内耳出血导致的突发性耳聋,应该避免大剂量应用扩血管药物。

24.新生儿未通过听力筛查时应该做哪些影像学检查?

未通过听力筛查的新生儿需要行颞骨 CT 检查及内耳膜迷路水成像,这两种方法是相互补充、不可替代的。颞骨 CT 检查可以观察骨性结构有无异常,内耳膜迷路水成像可以观察内耳及神经有无发育异常。

25.内耳发育畸形的患儿还能做耳蜗植入吗?

内耳畸形的类型很多,除了严重的内耳畸形如迷路完全缺失、耳蜗未发育、耳蜗蜗孔闭锁等不能做耳蜗植入外,其他类型的耳蜗畸形一般都可以行耳蜗植入。

26.影像学检查未发现耳朵异常,为什么还是听不到声音?

听力异常的原因有很多,少部分是骨迷路异常,大部分是膜迷路异常。骨迷路异常通常可以通过影像学检查发现,而膜迷路异常一般不能通过影像学检查发现,感音神经性耳聋的患者一般影像学检查都是正常的。

27.出现内耳发育畸形时需要做哪些影像学检查?

内耳发育畸形的种类繁多,需要行颞骨 CT 联合内耳膜迷路水成像发现相关畸形。

28.外耳畸形需要做哪些影像学检查?

外耳畸形主要包括耳郭和(或)外耳道畸形,其常合并中耳畸形,因此需要结合颞骨 CT 和 MRI 影像学检查观察中耳、内耳及内听道神经的发育情况。其中,蜗神经的发育情况需要重点观察,根据发育情况,为下一步治疗提供有用的信息。

29.耳郭畸形的患者,术前为什么需要做胸部 CT 检查?

对于重度耳郭畸形的患者,需要手术修复,通常行自体肋软骨手术,这种手术费用比较低,适合年龄为 8~18 岁,通过胸部 CT 检查可以判断肋软骨的发育情况。

30.出现耳郭与外耳道外伤时需要做影像学检查吗?

在当临床医生怀疑有外耳道骨折、骨膜下血肿或中耳、内耳病变损伤时,患者应行颞骨 CT 检查。若患者伴有面瘫症状,应做 MRI 检查观察面神经有无损伤。

31.外伤后发现听力下降,需要做影像学检查吗?

外伤后听力下降是常见的症状,这时需要行颞骨 CT 检查。颞骨 CT 检查可以发现听小骨是否骨折或脱位,骨折线累及耳蜗、半规管的情况,这些情况都可以导致不同类型的听力下降,如传导性聋、感音神经性聋或混合聋。

32.内镜检查显示外耳道病变,为什么还需要做影像学检查?

外耳道常见疾病有外耳道炎症、外耳道闭锁、外耳道胆脂瘤、外耳道鳞状细胞癌和外耳道骨瘤等,通过内镜只能观察到外耳道病变的表面现象,影像学检查可以观察病变内部的情况,用来确定病变的范围以及鉴别诊断。

33.外耳道闭锁的影像学表现是什么?

外耳道闭锁影像学表现为骨性或膜性外耳道狭窄或缺失,一般伴有中耳体积小、听小骨发育畸形、面神经走行异常等畸形,通常情况下内耳发育正常。外耳道狭窄的影像学诊断标准是前后径或上下径小于 4 毫米。

34.出现外耳道、鼓膜炎症时需要常规做影像学检查吗?

一般通过内镜检查就可以诊断外耳道、鼓膜的炎性病变,不需要进行影像学检查。当内镜检查发现有其他问题时,患者要做 CT 及 MRI 检查观察有没有骨质破坏,有没有合并胆脂瘤、恶性肿瘤等其他疾病。

35.颞骨的常见疾病有哪些? 需要做什么影像学检查?

颞骨的常见疾病有颞骨的先天性发育异常、外伤、炎性病变、良性及恶性肿瘤,患者可以常规通过颞骨的 CT 检查观察骨质破坏情况及疾病的范围;MRI 检查可以更好地观察疾病的范围,必要时需要强化扫描判断疾病的性质。

其中,颞骨的常见肿瘤按照起源部位可分为外耳道、中耳、内淋巴囊、颈静脉孔区以及骨源性肿瘤。在恶性肿瘤中,鳞状细胞癌占大多数,其次是腺样囊性癌;也有很多良性肿瘤,如外耳道胆脂瘤、骨瘤等。这些疾病都是首先做颞骨CT检查,能评价骨结构的改变及病变起源;MRI检查有助于评价病变对邻近结构的侵犯,两者互补可为临床医生提供准确的信息。

36.出现颞骨或颅底部的外伤时,需要做什么影像学检查?

患者需要常规行颞骨或颅底部 CT 检查,可以及时发现有无骨折,以及骨折累及的部位。

37.中耳乳突炎症一般有哪几种,CT 检查的主要作用是什么?

中耳乳突炎症主要分为分泌性中耳炎、化脓性中耳炎、中耳胆脂瘤及特殊类型中耳炎,其中化脓性中耳炎又分为急性化脓性中耳炎和慢性化脓性中耳炎。CT 检查可以清晰地显示颞骨解剖,判断病变的范围、累及的结构,指导临床下一步治疗方案的选择。

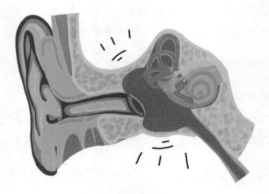

中耳乳突炎症

38.中耳炎患者应该做哪些影像学检查?

长时间的中耳炎症有癌变的风险,也会合并胆脂瘤的形成,这些情况下患者会出现不同程度的骨质破坏,累及面神经管时会有面瘫,破坏听小骨会导致听力下降,因此需要做颞骨 CT 检查及颞骨 MRI 检查确定病变的性质及累及的范围。

39.双侧分泌性中耳炎的患者为什么要做影像学检查?

分泌性中耳炎是以鼓室积液及听力下降为主要特征的中耳非化脓性炎性

疾病,是小儿和成人常见的听力下降的原因之一。儿童可以通过影像学检查观察其腺样体是否增大,成人可通过影像学检查观察是否有鼻咽部的肿瘤。通常这些是导致分泌性中耳炎的主要原因。

40.耳前瘘管发炎的患者需要做影像学检查吗?

耳前瘘管是一种发育畸形,老一辈人称为"耳仓""苍耳"等。其一般无症状,这种情况下不需要特殊处理。当其发炎后,局部会有瘙痒,并有分泌物溢出,这时需要及时处理。患者一旦感染过一次就会反复发作,因此需要积极处理,如进行手术切除。该症一般不需要行影像学检查,如果合并感染,需要判断感染的范围,这时可以行 MRI 检查。

41.什么是梅尼埃病?

梅尼埃病是一种病因不明的临床综合征,以内耳内淋巴积水为特点。其典型的临床表现为突发的眩晕,可伴耳鸣,症状呈波动性,听力呈缓慢进行性丧失。

42.梅尼埃病患者术后的影像学表现是什么?

梅尼埃病的患者可以通过手术治疗,通常为半规管堵塞术,CT 检查可以发现半规管内局部密度增高,MRI 检查显示半规管局部信号消失。

43.梅尼埃病患者做 MRI 检查时有哪些给药的途径?

梅尼埃病患者可以通过 MRI 检查发现内淋巴积水进而明确诊断,其给药途经有经静脉注射、鼓室内注射、经咽鼓管注射三种,常用前两种。经静脉注射的患者,打药后 4~6 小时对比剂才能循环至内耳外淋巴液中;鼓室内注射的患者,打药后 24 小时对比剂才能扩散至内耳的外淋巴内,这时再通过影像学成像就能观察到无对比剂的内淋巴有无积水。

44.什么是第一鳃裂瘘管及囊肿?该病患者需要做影像学检查吗?

第一鳃裂瘘管及囊肿是胚胎发育时第一、二鳃弓融合不全,上皮残留而形成的先天性疾病,最常见于耳周,其与腮腺、面神经关系比较密切。因此,患者手术前需要做颞骨 MRI 强化扫描观察病变的内口、外口及与腮腺、面神经的关系。

45.耳朵反复流脓、流水,伴有听力下降,为什么要做影像学检查?

耳朵反复流脓、流水,提示耳部有炎性病变,这时伴有听力下降,提示病变累及听小骨等结构,需要行颞骨 CT 及 MRI 检查排除胆脂瘤或恶性肿瘤。

46.患有糖尿病或者免疫力低下的老年人出现耳痛的症状,需要做哪些影像学检查?

这种情况下提示坏死性外耳道炎,其又称"恶性外耳道炎",是一种严重的感染性疾病,如不积极治疗,病死率达 50%。患者需要做颞骨 CT 检查或 MRI 检查。早期患者颞骨 CT 表现为软组织增厚,晚期表现为骨质破坏,同时伴邻近软组织的蜂窝织炎和脓肿,利用磁共振检查可以显示外耳道周围软组织病变的范围及邻近骨质的骨髓腔受累情况。

47.中耳胆固醇肉芽肿患者应该做哪些影像学检查?

该病患者需要做颞骨 CT 检查和 MRI 检查。颞骨 CT 检查发现位于中耳的软组织密度肿块,可伴有听小骨、鼓室壁的骨质破坏;病变在 MRI 上具有特征性,表现为在多个序列上呈高信号。

48.儿童耳后有肿块应该做哪些影像学检查?

这种情况下,首先应该判断是单侧还是双侧,质硬还是质软,如肿块质硬且为双侧,提示可能为颞骨的朗格汉斯细胞组织细胞增生症;如果为单侧,且近期生长较快,可能提示为颞骨横纹肌肉瘤,这些情况下都应该行颞骨平扫 CT 和颞骨 MRI 检查评估病变的范围及确定病变的性质。

49.患者能听到和血管搏动一致的声音,提示什么疾病?要做哪些影像学检查?

耳鸣的原因有很多种,这种情况称为血管源性耳鸣,首先推荐的影像学诊断方法为颞骨 CTA+CTV 或者 MRA+MRV;必要时可进行血管造影排除较小的硬膜动静脉瘘。

50.患者突然出现面瘫症状,应该做哪些影像学检查?

面瘫可以分为中枢性面瘫和周围性面瘫,根据临床表现确定面瘫的类型,如果为中枢性面瘫,应行颅脑 MRI 检查,如果为周围性面瘫,应行颞骨 CT 及面神经 MRI 检查。

51.半面痉挛的患者需要做哪些影像学检查?

半面痉挛目前最常见的病因解释是微血管压迫学说。该学说认为在内耳门或者内听道的动脉长时间压迫面神经导致面肌痉挛,因此常用的影像学方法为内听道血管成像,可以观察血管与神经的关系。其典型的影像学表现为血管与面神经关系密切,两者之间脑脊液消失,面神经受压移位。

52.前庭神经炎的患者有哪些影像学表现?

前庭神经炎患者行前庭神经影像学检查时,有时会发现前庭神经增粗并异常强化。

53.吃饭时感觉颞颌关节弹响、疼痛、张不开嘴需要做哪些检查?

这种情况应该是颞颌关节功能紊乱导致的,需要行颞颌关节 CT 及 MRI 检查综合判断颞颌关节骨质、关节盘、邻近肌肉及韧带的情况。

54.发现腮腺区长了一个花生米大小肿块,近期增大,需要做影像学检查吗?

这种情况下提示腮腺内长了一个肿瘤,有很多情况可以导致其近期增大,如肿瘤出血、肿瘤恶变等,因此需要行腮腺 CT 及 MRI 检查明确病变的位置并对病变进行定位。

55.一侧腮腺红肿热痛,需要做影像学检查吗?

一侧腮腺红肿热痛提示腮腺内有炎性反应,这种情况下一般不需要行影像学检查,可以抗炎治疗,如果病变不好转,可以行腮腺 CT 及 MRI 检查明确病因和范围。

56.头颈部肿瘤放疗后出现骨头疼痛,合并难以愈合的黏膜溃疡,应该做哪些影像学检查?

这种情况下提示患者可能患有颌骨放射性骨坏死,患者可伴有皮肤瘘管、口腔疼痛等异常改变,CT 显示溶骨性或硬化性骨质改变。值得注意的是,放射性骨坏死可能在治疗后几年内出现,如果超过 8 年,要考虑到放疗诱发的肉瘤,特别是伴发软组织肿块者。

（赵慧　赵鹏）

鼻部疾病的影像学检查方法

1.鼻部影像学检查包括哪些？分别适用于哪些疾病？

鼻部的影像学检查包括 X 线、CT 及 MRI 检查,其中 X 线对鼻及鼻窦病变显示欠佳,目前已被 CT 检查所取代。CT 是评估鼻和鼻窦结构的首选方法,其可以显示病变及其周围结构受累情况及骨质改变,增强扫描还可以显示软组织血供的情况,能更清楚地显示软组织病变的范围及周围结构的受累情况。而MRI 检查则主要用于显示软组织病变。

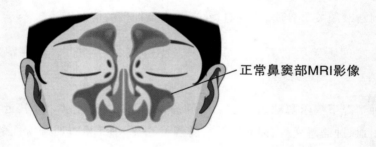

正常鼻窦部MRI影像

2.鼻部外伤患者应该做什么影像学检查？

对于鼻部外伤患者,应该首选鼻骨、鼻窦 CT 检查。它们可清楚显示骨折部位,同时检查时间短,不会耽误治疗。鼻骨、鼻窦多发骨折的典型影像学表现为鼻骨、鼻窦多发骨质不连续,可见游离碎骨片,鼻窦窦壁凹陷,伴鼻腔和鼻窦积液、积血。

3.鼻骨骨折患者应该做哪种影像学检查？

鼻骨 X 线不能很好地观察鼻骨细微的骨折的情况,因此需要行鼻骨 CT 检查观察细小的骨折。CT 主要表现为鼻骨连续性中断、断端错位、成角,邻近软组织肿胀。但鼻骨骨折不像肋骨骨折可以形成骨痂,因此通过 CT 检查无法区分鼻骨骨折是陈旧性骨折还是近期骨折。

4.脑脊液鼻漏的患者需要做哪些影像学检查?

脑脊液鼻漏的患者应该做鼻窦 CT 检查及 MRI 检查。通过鼻窦 CT 检查观察鼻窦筛板、颅底骨质情况;鼻窦 MRI 检查中的 T2WI 序列有时可以直观地观察到脑脊液鼻漏的位置,表现为脑脊液信号向下延伸至鼻窦内。

5.新生儿总是眼泪汪汪的,怀疑鼻泪管囊肿,应该做哪种影像学检查?

鼻泪管相当于眼泪流入鼻腔的一个管道,如果有鼻泪管囊肿,鼻泪管堵塞时,新生儿眼泪流不出来,就表现为眼泪汪汪的。这时应该行鼻窦 CT 和 MRI 联合检查,CT 观察骨质改变,MRI 水成像观察囊肿的走行。

6.新生儿大哭时,鼻额部似有肿块突出,需要做哪些影像学检查?

这种情况下要考虑鼻部脑膜脑膨出,首选 CT 检查观察骨质缺损的情况,再通过 MRI 检查判断膨出的内容物成分。

7.新生儿鼻背部见肿块,鼻尖或眉间见小口,挤压时可见白色分泌物,这种情况需要做什么影像学检查?

这种情况提示可能为先天性鼻皮样囊肿和瘘管,CT 和 MRI 检查联合应用是最佳的选择。

8.鼻后孔闭锁患者应该做哪种影像学检查?

该病患者应首选 CT 检查。其典型的影像学表现为后鼻孔区见骨性高密度影,同时伴鼻腔小、中下鼻甲发育小等畸形。

9.嗅神经发育异常患者要做什么影像学检查?

该病患者可以行嗅球、嗅束 MRI 检查以观察嗅球、嗅束的发育情况。当鼻部影像学检查发现骨质破坏伴软组织肿块时,常提示为嗅神经母细胞瘤,需要进一步完善检查。

10.一侧鼻腔内有荔枝样物的患者要做什么影像学检查?

这种情况提示鼻腔内有鼻息肉,可以行鼻窦 CT 检查或 MRI 检查。CT 典型影像学表现为鼻腔内低密度肿物,增强扫描无强化。MRI 典型影像学表现为 T2WI 上鼻腔内条状高信号,边界清。

11.鼻内镜检查发现鼻中隔偏曲,需要做影像学检查吗?

该病患者可以行鼻窦 CT 检查进一步观察鼻中隔偏曲的情况。其典型影像学表现为鼻中隔呈各种偏曲,向一侧或两侧移位,压迫邻近鼻甲,当有临床症状,如鼻塞时,需要手术干预。

12.鼻石的影像学表现是什么?

鼻石是鼻腔内的异物长期潴留形成的结石,典型影像学表现为鼻腔内不规则高密度灶。

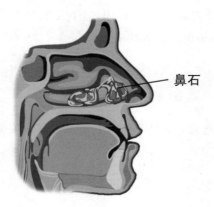

鼻石

13.鼻窦炎患者什么情况下需要做影像学检查?

临床诊断为鼻窦炎时,首选鼻窦 CT 检查,可以观察病变的范围、骨质改变的情况,当怀疑肿瘤时,可以强化扫描或结合 MRI 检查。

14.真菌性鼻窦炎的典型影像学表现是什么?

真菌性鼻窦炎根据临床表现和治疗方式分为四种类型,其中最常见的类型是真菌球。其典型影像学表现是 CT 检查观察到鼻窦窦腔内见点、条状高密度影,以上颌窦开口处最常见;MRI 检查 T1WI 序列显示病变以等信号或低信号为主，T2WI 显示病变以低信号为主，周围窦腔黏膜呈高信号。

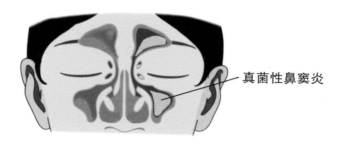

真菌性鼻窦炎

15.变应性真菌性鼻窦炎的影像学表现是什么？

变应性真菌性鼻窦炎病因不明，可能是一种对真菌发生的 I 型变态反应，多见于年轻人，患者可伴有哮喘病变，最佳的检查方法为鼻窦 CT 检查，表现为窦腔呈膨胀性改变，充满软组织密度影，内有弥漫分布的高密度影，周围为环形的低密度黏膜，窦壁骨质破坏和骨质增生。因此，过敏体质、CT 显示多发窦腔高密度影、窦腔膨大时提示本病。

16.侵袭性真菌性鼻窦炎的影像学表现是什么？

侵袭性真菌性鼻窦炎是由真菌感染引起，常发生于免疫缺陷的人群中的一种快速进展性侵袭性病变，鼻窦 CT 检查是首选的影像学检查方法，不但可以显示骨质侵蚀和骨质增生，同时可以显示窦腔内软组织密度中的高密度影。此外，强化 MRI 检查可以清晰显示病变侵犯邻近眼眶、翼腭窝、颞下窝和颅内等结构。

17.什么是蝶窦气腔发育停滞？

蝶窦气腔发育停滞又称"蝶骨假性病变"，为良性病变，常因鼻窦炎或头疼等常见症状做检查时意外发现，CT 表现为非扩张性腔体，边界清晰的硬化边，内部见不规则性钙化与脂肪混杂，几乎总伴有同侧蝶窦腔发育不良，被认为是由于蝶窦气化过早停滞导致，不需要特殊处理。

18.影像学检查偶然发现上颌窦囊肿，需要处理吗？

上颌窦囊肿是良性病变，多是单侧发病，很少有症状，一般是查体发现，当囊肿比较小或者没有临床症状时，可以定期观察，不用特殊处理，如果囊肿比较大,同时有临床症状时,可以通过手术治疗。

19.内翻性乳头状瘤患者为什么既要做 CT 检查又要做 MRI 检查?

内翻性乳头状瘤是鼻腔、鼻窦常见的肿瘤,虽然属于良性肿瘤,但有局部浸润、恶变的可能,要求手术完整切除避免复发,通过 CT 可以观察骨质改变,确定病变起源处,通过 MRI 可以准确判断病变范围,区分肿瘤和炎症,为完整切除肿瘤提供有用信息。

20.骨化性纤维瘤患者应该做哪些影像学检查?

骨化性纤维瘤是一种良性、生长缓慢的骨纤维病变,最常见的临床表现是面部畸形等,一般通过 CT 检查就可以观察病变的范围,MRI 有助于判断病变与邻近重要结构的关系。其典型影像学表现是边界清楚的磨玻璃状或硬化性骨样高密度灶,可见瘤周骨壳和下方的环形低密度影。

21.嗅神经母细胞瘤患者应该做哪些影像学检查?

嗅神经母细胞瘤是一种恶性肿瘤,患者表现为鼻塞、鼻出血并嗅觉减退,最佳的影像学检查是 CT 和 MRI 联合使用,通过影像学检查可以发现病变累及的范围,通过累及的范围来判断预后并选择治疗方案。其中,MRI 增强扫描有助于显示肿瘤侵犯的范围,可以为肿瘤的分期提供有用的信息。

22.成人好发的鼻恶性肿瘤有哪些? 其主要影像学表现是什么?

成人好发的鼻恶性肿瘤主要有鳞状细胞癌、腺样囊性癌、鼻腔鼻窦黑色素瘤、淋巴瘤、嗅神经母细胞瘤等。其中,最常见的为鳞状细胞癌,鼻恶性肿瘤的影像学表现主要为鼻腔、鼻窦的软组织肿块伴有窦壁骨质的明显破坏,病变可累及邻近结构,有时伴有腮腺区、颈部肿大淋巴结。

23.儿童常见的鼻恶性肿瘤是什么? 其影像学表现主要是什么?

儿童鼻恶性肿瘤最常见的有横纹肌肉瘤、淋巴瘤、肾上腺神经母细胞瘤转移及血液系统恶性肿瘤累及等,这些疾病进展迅速,短期可侵犯眼眶、翼腭窝、颞下窝、颅底,甚至蔓延至颅内。最佳检查方法是 CT 和 MRI 联合使用,MRI 强化扫描能更清楚地显示病变的范围及与邻近结构的关系。其典型影像学表现为鼻腔软组织密度肿块并骨质破坏,累及邻近结构或侵犯颅内。有时不容易和朗格汉斯细胞组织细胞增生症等肿瘤样病变相鉴别。

24.鼻手术及鼻窦手术后影像学检查的目的是什么?

鼻手术后需要定期随访观察,尤其是恶性肿瘤,术后影像学检查是评估手术效果和远期疗效的一个重要内容。CT 检查可作为术后常规首先的影像学检查方法,MRI 检查可在怀疑病变有复发、转移等情况下进行。

25.出现鼻塞、流脓伴牙痛的患者需要做哪些影像学检查?

这种情况提示患者可能患有牙源性上颌窦炎,需要做鼻窦 CT 检查,要包含全口腔,观察上牙槽骨骨质的情况。

26.青少年男性经常鼻出血且鼻塞时需要做什么影像学检查?

这种情况提示患者可能有鼻咽纤维血管瘤。因鼻咽部纤维血管瘤血供丰富,易沿颅底孔道走行到颅内、眼眶等处,导致手术不易彻底切除,因此最佳影像检查方法有平扫和强化 MRI 检查以及 CT 检查,可明确肿瘤的大小、起源部分、累及范围及血供情况。

27.遇到冷空气就打喷嚏、流清涕、鼻塞的患者需要做影像学检查吗?

这种情况提示患者患有过敏性鼻炎,可以首选鼻窦 CT 检查观察病变的范围。

28.怀疑儿童鼻腔异物时需要做 MRI 检查吗?

当怀疑鼻腔异物时,应该行鼻窦 CT 检查,鼻窦 MRI 不是首选的影像学检查方法,尤其是怀疑有金属异物时。

29.颌下腺结石的 CT 表现是什么?

颌下腺结石典型的 CT 表现是颌下腺区见到类圆形或斑点状高密度灶。

30.颌下腺囊肿的影像学表现是什么?

颌下腺囊肿的典型影像学表现为颌下腺区类圆形或哑铃形的异常信号或密度,病变有时和舌下腺相通。

31.面部畸形、膨隆,怀疑为颌骨囊肿的患者应该做哪些影像学检查?

这种情况应首先做上颌骨 CT 检查,通过影像学检查可以判断囊肿的位置和范围,是否包含牙齿等结构,同时与上颌窦内的囊肿进行鉴别。

32.鼻前庭区局限性膨隆的患者应该做哪种影像学检查?

鼻前庭区局限性膨隆提示鼻前庭囊肿,可以通过超声检查明确诊断,有时也可以进行 CT 及 MRI 检查。

33.造釉细胞瘤的影像学表现是什么?

造釉细胞瘤是最常见的颌骨牙源性上皮来源的肿瘤,高分辨率 CT 和 MRI 检查都可以详细地观察病变的部位、形态、边缘及内部结构。其表现为下颌骨磨牙区囊实性或囊性病变,病变呈多房或单房膨胀性改变,内见骨性分隔。

34.鼻腭管囊肿的影像学表现是什么?

鼻腭管囊肿是起源于鼻腭管的发育性囊肿,是最常见的非牙源性囊肿,CT 表现为上颌骨切牙管走形区边界清楚的类圆形或梨形的膨胀性病变,直径大于 1 厘米。该疾病可经腭或颊入路切除,复发率极低。

(赵慧 赵鹏)

咽喉部疾病的影像学检查

1.感到咽部有异物时需要做哪些影像学检查?

咽部异物是耳鼻喉科常见的急症,成人最常见的异物有鱼刺、鸡骨头、枣核,儿童常见的异物有硬币、玩具等,而老年人常见的是义齿。这种情况下通常首先行喉镜检查,当存在疑问时,可以行颈部 CT 检查进一步明确异物的位置、有无嵌顿等,钡棉检查时可见挂钡征。

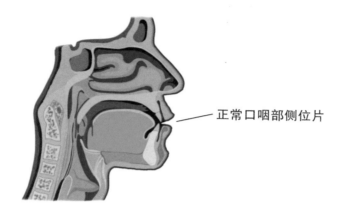

正常口咽部侧位片

2.鳃裂囊肿患者应该做哪些影像学检查?

鳃裂囊肿或瘘管是先天性疾病,是胚胎发育过程中鳃弓和鳃裂未能正常融合所致,最常见的是第二腮腺囊肿,约占 90%,表现为腮腺区有柔软、无痛、可压缩的肿物,可选择的影像学检查方法为增强 CT 和 MRI 检查。其典型影像学表现为颌下腺后方、胸锁乳突肌内侧类圆形囊性肿物,合并感染时囊壁强化。

3.扁桃体肥大、扁桃体脓肿和扁桃体结石的影像学表现分别是什么?

扁桃体位于口咽两侧壁,常见的疾病有扁桃体肥大、扁桃体脓肿、扁桃体结石。扁桃体肥大的典型影像学表现为双侧扁桃体增大,相应层面口咽腔变窄。扁桃体脓肿的典型影像学表现为扁桃体肿胀,其内密度不均匀,见类圆形低密度灶,增强扫描可见环形强化。扁桃体结石常表现为扁桃体区的不规则形高密度灶。

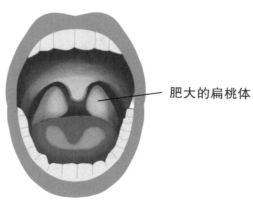

肥大的扁桃体

4.腺样体肥大患儿应该做哪些影像学检查?

儿童张口呼吸、打鼾、有腺样体面容,常为腺样体肥大。儿童腺样体肥大通常是鼻咽部腺样体因慢性炎性刺激导致的病理性肥大。一般情况下腺样体肥大可以通过鼻内镜诊断,也可以通过 X 线、CT 检查及 MRI 检查准确地观察鼻咽部腺样体的情况。

5.涕中带血、听力下降的患者需要做哪些影像学检查?

这种情况下提示可能患有鼻咽癌,应该行鼻咽部 CT 及 MRI 检查,其中最佳影像学检查是鼻咽部 MRI 检查,典型影像学表现为鼻咽部软组织肿块,常合并中耳炎。

6.口咽部常见的恶性肿瘤有哪些? 患者应该做哪些影像学检查?

口咽部的恶性肿瘤有舌根癌、腭扁桃体癌、软腭癌等,最佳的影像学检查为增强 CT 和增强 MRI 检查。首选增强 MRI 检查,以观察病变的范围和有无淋巴结转移现象。

7.声音嘶哑的患者需要做什么影像学检查?

声音嘶哑的原因很多,常见的原因有炎症、用嗓过度、肿瘤、外伤、手术等,最常见的是感冒、急性上呼吸道感染以后造成的声音嘶哑。临床上通过内镜检查可以观察声带的运动,通过影像学检查可以发现声音嘶哑的原因,如肿瘤、外伤及手术导致的环杓关节脱位所致的声音嘶哑。其最佳的影像学检查为颈部 CT 检查或环杓关节 CT 检查。

8.气管狭窄的影像学表现是什么?

气管狭窄的原因很多,如复发性多软骨炎、骨化性气管支气管病、气管淀粉样变性,以及外伤、肿瘤压迫等,典型的影像学表现为气管全段及双侧主支气管弥漫性管腔狭窄,管壁增厚,可伴有喉软骨的破坏。

9.颈部发现多发无痛性肿块的患者应该做哪些影像学检查?

通常有很多原因可以导致这种情况,如肿瘤转移、炎性增生、淋巴瘤、结核等疾病。单纯凭借临床的检查有时很难评价,这时应该做颈部 CT 及 MRI 联合检查,对判断病变的范围、性质有很好的帮助。

10.颈部发现肿块并伴红肿热痛的患者应该做哪些影像学检查?

这种情况下提示炎性病变,可能是梨状窝瘘,通过内镜检查可以明确诊断。最佳的影像学检查是颈部 MRI 检查,可对病变的范围、有无合并肿瘤性病变提供有用的信息。

11.下咽肿瘤患者应该做哪些影像学检查?

当临床上怀疑下咽肿瘤时,患者的咽部可有异物感、吞咽不畅、疼痛,虽然通过内镜可以很好地观察肿瘤的范围、累及的结构,但喉及下咽解剖结构复杂,仍然需要通过影像学检查多方位地进一步观察肿瘤。最常用的检查方法为颈部 CT 检查,包括平扫和强化检查,气管仿真内镜等,其典型影像学表现为梨状窝、下咽后壁、环后区的软组织肿块,破坏邻近喉软骨,伴双侧颈部多发淋巴结肿大。

12.为什么下咽癌患者做影像学检查时要捏鼻子鼓气?

平静呼吸时下咽后壁和环后区紧密相连,这种情况下不能很好地观察下咽的病变。但当做捏鼻子鼓气时,下咽后壁和环后区能很好地分开,对观察下咽的病变很有帮助。

13.咽部淋巴瘤和淋巴增生的影像学表现有哪些不同?

咽部淋巴瘤和淋巴增生都是淋巴组织增生性疾病,有着相同的影像学表现,但也有一些不一样的地方,比如咽部淋巴瘤常伴有颈部淋巴结的肿大、邻近骨质破坏及深层结构受累,淋巴增生常不伴有淋巴结肿大,也没有邻近结构的破坏。

14.为什么影像学检查发现不了淀粉样变性?

淀粉样变性是一类以淀粉样变性的无定形物质局部或弥漫性沉积所致,以喉、气管常见。当病变较轻时,CT 受到软组织分辨率不高的限制不能发现病变,同时病变尚未出现不同程度钙化时,CT 上容易误诊为炎性病变。

15.为什么喉癌患者做完内镜检查后还需要做影像学检查?

对喉癌患者进行内镜检查时,会发现患者声带肿胀、表面毛糙,提示声门型喉癌。其优势在于观察喉腔表面软组织肿块形态及邻近结构的改变,能够取材活检,缺陷是无法观察肿瘤的全貌、估计肿瘤的范围及向周围浸润的情况、颈部淋巴结转移等。因此,需要通过影像学检查显示肿瘤的准确位置、大小及范围,以及肿瘤对周围结构的累及,从而指导临床医师选择合理的手术方案。

16.喉气囊肿的影像学表现是什么?

经常吹号的人群,喉室前端会出现含气的小囊。喉气囊肿又名"喉膨出""喉憩室"或"喉气性疝",按照气囊肿的位置可以分为喉内、喉外和喉内外混合型。其中,常见的是喉内型,典型影像学表现为自喉室或杓会厌皱襞突出的气囊肿或颈部突出含气囊肿。

17.会厌囊肿的影像学表现是什么?

会厌囊肿是喉囊肿的一种,典型影像学表现为会厌区类圆形低密度灶,病变比较小时临床上一般没有临床症状,囊肿增大时会出现咽部异物感、吞咽困难等。

18.急性会厌炎的影像学表现是什么?

急性会厌炎是耳鼻喉科常见的急危重症之一,进展迅速,典型的影像学表现为会厌明显肿胀、增粗,密度减低,喉腔狭窄等。

19.先天性喉鸣的典型影像学表现是什么?

先天性喉鸣是喉部发育异常导致的气流受限的疾病,除了最常见的喉软化症以外,还有声带麻痹、喉部占位性疾病、先天性喉蹼、气管狭窄,一般通过气管镜检查可以明确原因,也常需要进行影像学检查判断喉的发育情况、声带有无病变、喉部有无占位性病变等。

20.喉软骨骨折患者应该做哪些影像学检查?

临床上对怀疑喉软骨骨折的患者应进行喉部 CT 检查以确定喉软骨的骨折情况。

21.喉部最常见的良性肿瘤是什么?

喉部最常见的良性肿瘤是喉乳头状瘤,可发生在任何年龄,多见于 10 岁以下儿童,通过喉镜检查可以发现喉淡红色,表面不平呈乳头状结节,好发生于声带处,可以向上或向下蔓延至声门上、下区,一般不需要影像学检查。

22.喉部最常见的恶性肿瘤是什么?

喉部最常见的恶性肿瘤是鳞状细胞癌,最佳检查方位为颈部 CT 联合 MRI 检查,包括平扫和强化扫描,必要时行胸部 CT 检查及内镜检查观察食管、胃有无病变。

23.喉部血管瘤的患者应该做哪些影像学检查?

怀疑喉部血管瘤时,患者应该做颈部 CT 联合 MRI 检查,包括平扫和强化扫描,影像检查的优势在于显示病变气道外蔓延的范围,尤其是怀疑有颈部和胸部累及的时候。血管瘤在 CT 上有时可见静脉石;在 MRI 上具有的特点是在 T2WI 上呈均匀性高信号,其内有时可见迂曲血管影。

24.喉癌患者为什么要做影像学检查?

喉癌的主要检查方法是喉镜检查,但影像学检查对喉癌的诊疗同样具有重要作用。影像学检查的目的在于显示肿块的位置、侵犯的范围,使医生可以判断喉间隙、软骨累及的情况及颈部淋巴结转移的情况,为临床治疗方案提供有价值的依据。

25.喉癌激光术后做影像学检查的目的是什么?

喉癌激光治疗是随着微创观念的深入而提出的新型技术,有二氧化碳激光和等离子射频技术,具有不切开气管,最大限度保留说话功能的优点,术后行影像学检查的目的是评价手术的情况。喉癌属于恶性肿瘤,具有一定的复发率,因此需要患者定期随诊复查。

26.为什么检查下咽肿瘤时要观察食道、胃的情况?

据报道,约 10%的食管癌患者合并同时或异时性下咽癌,40%的下咽癌合并同时或异时性食管癌。这是因为从胚胎发育角度看,咽部、食管都是一个起源,两者同时暴露于相同的危险因素,如吸烟、饮酒、反流等,导致癌变,因此发生一个部分肿瘤时应注意观察另一个部分。

27.放射性脑损伤及放射性骨髓炎患者需要做哪些影像学检查?

放疗后出现的放射性脑损伤或放射性骨髓炎可以通过 CT 及 MRI 检查明确,存在这些病变时应该及时处理。放射性骨髓炎或骨坏死时应该积极清除死骨、抗炎及高压氧治疗。放射性脑损伤早期可应用大剂量激素、维生素、血管扩张剂等,也可行高压氧早期治疗,一旦出现脑坏死可行手术治疗。

28.存在吸烟、双侧腮腺多发结节且近期有增大的患者应该做哪些影像学检查?

这种情况下提示腮腺区有肿瘤,可能为腺淋巴瘤,这种腮腺疾病好发于吸烟的男性患者,且双侧多发;近期增大可能是有出血、坏死或恶变,可以通过超声、CT 多期检查,或 MRI 动态扫描明确病变的位置、性质,指导临床治疗方案的选择。

29.腮腺区有结节同时伴有周围性面瘫的患者,需要做影像学检查吗?

这种情况提示患者腮腺内的病变累及了走行于腮腺内的面神经分支,这种情况下可以是良性肿瘤,也可以是恶性肿瘤。其中,常见的良性肿瘤有神经鞘瘤、多形性腺瘤等,恶性肿瘤有腺样囊性癌、基底细胞腺癌等,可以通过 CT 及 MRI 检查进一步明确。

30.甲状腺结节患者需要做影像学检查吗?

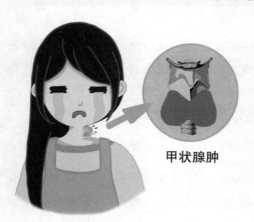

甲状腺肿

甲状腺结节很常见,可能是良性病变也可能是恶性病变,常见的良性病变有结节性甲状腺肿、甲状腺腺瘤,恶性病变为甲状腺癌。由于超声对位于胸骨区的淋巴结显示不清,临床上常行颈部 CT 检查确定病变的范围,判断有无颈部淋巴结转移,必要时可做甲状腺 MRI 检查。

31.甲状腺肿的影像学表现是什么？

甲状腺常见的良性肿瘤是结节性甲状腺肿。其典型影像学表现为甲状腺体积非对称性增大，甲状腺轮廓呈结节状或波浪样改变，包膜完整，可伴有出血、囊变、坏死或片状钙化。

32.甲状腺乳头状癌的影像学表现是什么？

甲状腺最常见的恶性肿瘤是甲状腺乳头状癌，其典型影像学表现是甲状腺区不规则形或分叶状软组织肿块，边界不清，密度不均匀，可伴有周围结构侵犯和颈部淋巴结肿大等。

33.颈部包块怀疑与血管有关系的患者，术前应该做哪些影像学检查？

这种情况下需要行颈部 CTA 检查观察病变与血管的关系，必要时行血管栓塞避免手术中大出血。

34.锁骨上颈部见无痛性、增大性肿块的患者应该做什么影像学检查？

这种情况下提示淋巴管囊肿，是由于淋巴管瘘造成的良性淋巴囊肿，其好发部位为锁骨上窝，位于斜角肌和胸锁乳突肌之间。其最佳的影像方案是增强CT，表现为边界清楚的囊肿，增强扫描如果合并感染时囊壁可有强化。

35.影像学检查提示舌异位甲状腺时应该怎样处理？

舌异位甲状腺是指甲状腺组织异位在舌底部或口底，也可以理解为舌头长了一个甲状腺。其典型的影像学表现为舌底部中线区边界清楚的源性肿块，密度和信号与正常甲状腺可以一致，也可以不一致。推荐使用甲状腺激素替代疗法缩小舌底部腺体，若有梗阻症状时可做手术切除。

36.颈部皮瓣修补术后为什么做影像学检查？

当因颈部手术创伤比较大时，需要通过软组织或自体骨重建手术修补头颈部软组织缺损。术后影像学检查是为了了解修补的病史，不要将皮瓣误认为肿瘤复发，同时在皮瓣区寻找有无强化的肿块，若有强化的结节可能提示肿瘤复发。

37.颈部淋巴结清扫术后影像学检查的目的是什么?

颈部淋巴结清扫术是头颈部恶性肿瘤治疗和分期的手段,在随访过程中,体格检查很难判断有无淋巴结复发,因此影像学检查对于评估有无淋巴结转移至关重要。

（赵慧　赵鹏）

眼部疾病的影像学检查

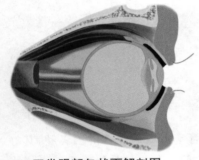

正常眼部矢状面解剖图

1.眼部常用的影像学检查包括哪些?

眼部常用的影像学检查包括超声、MRI及 CT 检查。超声主要用于球内病变的评估;而对球内较大病变常采用 MRI 检查,MRI 动态扫描对判断肿瘤的性质有很大帮助;另外,利用 CT 检查可以观察眼眶骨质改变。

2.晶状体术后还能做 MRI 检查吗?

植入的晶状体是一种生物合成的材料,没有磁性,因此晶状体手术之后可以行磁共振检查。

3.什么情况下的眼球异物不适合做 MRI 检查?

常见的眼球异物可根据异物种类分为金属类和非金属类,一般通过 X 线或 CT 检查可以确定。金属类常见的有铁屑、矿石,有这类异物的患者不能行 MRI 检查;非金属类有木屑、石头等,存在这类异物的患者是可以行 MRI 检查的。

4.眼球异物的典型影像学表现是什么?

根据异物吸收 X 线的程度可分为透光异物和不透光异物,透光异物一般需要用 CT 检查明确,不透光异物表现为眼球内不规则形的高密度灶。通过影像学检查可以直观观察异物与眼球的关系,准确定位。

5.眼球损伤的典型影像学表现是什么？

外伤导致的眼球损伤最为常见，其典型影像学表现为眼球形态失常，晶状体损伤、移位，视网膜剥离，玻璃体积血等。

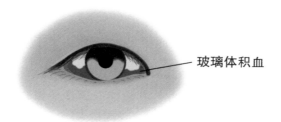

玻璃体积血

6.外伤导致视神经管损伤的患者要做哪些影像学检查？临床应该如何治疗？

眼眶 CT 检查可直接观察骨质情况，眼眶 MRI 检查可以判断视神经有无损伤。临床上要根据情况进行治疗，若 CT 检查有明确骨折，且骨折片压迫视神经，应立即手术；对骨折不明显且无光感的患者，应先行脱水及激素冲击治疗，稳定后行视神经管开放减压术。

7.多形性腺瘤的影像学表现是什么？

多形性腺瘤是泪腺常见良性肿瘤，影像学表现为泪腺区软组织肿块，边界清，邻近骨质压迫吸收。

8.泪腺炎的影像学表现是什么？

泪腺炎的典型影像学表现为泪腺肿胀，体积增大，其内密度可不均匀，邻近软组织肿胀。

9.鼻泪管不通的患者，应该做哪些影像学检查？

此类患者可以通过 CT 及 MRI 检查明确病症。其典型影像学表现为鼻泪管局部狭窄或阻塞，病变以上鼻泪管增宽及充满水样或软组织密度。鼻泪管 CT 造影可显示狭窄或堵塞的确切位置。

10.视网膜母细胞瘤患儿应该做哪些影像学检查?

视网膜母细胞瘤是儿童最常见的原发恶性肿瘤,表现为白瞳,可以通过眼眶 CT、MRI 及超声检查确诊。其最佳检查方法是眼眶 CT 检查,典型的影像学表现为患儿眼球内类圆形肿块伴钙化。

11.原始玻璃体增生症患儿应该做哪些影像学检查?

原始玻璃体增生症是引起白瞳的第二大疾病,典型的影像学表现为眼球体积小,眼球内见圆锥形略高密度灶。其最佳的影像学检查方法是眼眶 CT 检查,通过有无钙化与视网膜母细胞瘤进行鉴别。必要时,患儿可以做强化 MRI 与无钙化的视网膜母细胞瘤进行鉴别。

12.原发性视网膜血管扩张症的典型影像学表现是什么?

原发性视网膜血管扩张症又称"Coats病",是一种先天性以视网膜毛细血管扩张或动脉瘤形成为特点的血管畸形。其典型影像学表现为白瞳的患者单侧眼球视网膜剥离和视网膜下积液,最常用的检查方法是超声检查。

13.甲状腺相关性免疫眼病的典型影像学表现是什么?

甲状腺相关性免疫眼病是引起眼球突出最常见原因之一,常见的表现是无痛性眼球突出、上眼睑迟落、复视及眼球运动障碍等,典型的影像学表现为眼外肌梭形增粗。

14.眶周蜂窝织炎患者应做哪些影像学检查?

眶周蜂窝织炎患者常表现为眶周软组织肿胀、眼睑红肿、结膜水肿。临床上通常通过眼眶 CT 检查明确病变的范围;MRI 检查对眼眶软组织分辨率高,更有助于观察病变的范围、累及的结构。

15.炎性假瘤患者应做哪些影像学检查?

炎性假瘤患者常表现为眼球突出、眼球运动障碍,伴眼部疼痛、复视等,最佳的影像学检查方法是眼眶 MRI 检查。炎性假瘤在临床上分为肿块型、弥漫炎性型、慢性泪腺炎型、肌炎型,典型的影像学表现与其类型有关,可表现为肿块、弥漫炎症、眼肌增宽等。

16.成人常见的眼球恶性肿瘤是什么？哪些影像学表现提示恶性肿瘤？

成人常见的眼球原发恶性肿瘤是黑色素瘤，当眼球内出现球形或蘑菇形肿块，MRI 检查发现病变在 T1WI 序列上呈高信号，T2WI 序列上呈低信号，提示黑色素瘤。

17.什么是脉络膜骨瘤？其影像学表现是什么？

脉络膜骨瘤是一种良性肿瘤，在 CT 上具有特征性，表现为眼球后部出现骨性高密度影。

18.什么情况下的眼球出血要做影像学检查？

眼底检查发现眼球出血，应行影像学检查，CT 上的高密度灶及 MRI 的不同信号有助于眼球出血的诊断。

19.哪些影像学表现提示患者有视网膜脱落？

视网膜脱落最佳影像学检查方法是超声或 MRI 检查，典型的影像学表现为当视网膜剥离时眼球内出现的"V"形或"Y"形影。

20.眼眶海绵状血管瘤患者应做哪些影像学检查？

眼眶海绵状血管瘤患者表现为单侧进行性、无痛性肿块，应做眼眶 CT 及 MRI 动脉增强扫描。其典型影像学表现为眼眶内占位，强化时，强化程度不断增强。

21.眼眶淋巴管瘤患儿应做哪些影像学检查？

眼眶淋巴管瘤好发于儿童，表现为进行性突眼病眼睑肿胀，最常用的检查方法是眼眶 MRI 检查，因反复出血导致信号混杂，比较具有特征性。

22.颈动脉海绵窦瘘患者应做哪些影像学检查？

颈动脉海绵窦瘘表现为成人搏动性突眼，眼睑及球结膜高度充血、水肿，最常用的影像学检查方法是 MRI 及血管成像，可以观察患侧的异常血管改变。

23.如何从影像学中鉴别视神经脑膜瘤与神经胶质瘤?

当影像上出现沿着视神经生长的占位性病变,增强扫描出现双轨征,提示为视神经脑膜瘤。

当影像表现为沿着视神经弥漫性增粗,增强扫描呈不均匀强化,提示视神经胶质瘤。

24.眼眶横纹肌肉瘤的影像学表现是什么?

眼眶横纹肌肉瘤是儿童眼眶好发的恶性肿瘤,典型的影像学表现为眼眶内软组织肿块,肿块生长速度快。

25.常见的泪腺、泪囊肿瘤有哪些?

泪腺肿瘤有良性肿瘤和恶性肿瘤之分,常见的良性肿瘤有多形性腺瘤,恶性肿瘤有腺样囊性癌、多形性腺瘤癌变、黏液表皮样癌等。泪囊肿瘤多为原发肿瘤,有乳头状瘤、乳头状癌、血管瘤、淋巴瘤、神经鞘瘤等。

26.眼部肿瘤术后影像学检查的目的是什么?

眼部肿瘤术后需要常规随诊复查,通过影像学检查可以评价预后、判断疗效、检测疾病的变化等。

27.眼眶静脉曲张的影像学表现是什么?

眼眶静脉曲张患者表现为间歇性可复性的眼球突出,头的位置变化可引起眼球突出。其最佳影像方案为加压前及加压后动脉 CT 检查,表现为明显强化的眼眶肿物,随静脉压力增加而扩张。

28.眼眶骨膜下脓肿患者应做哪些影像学检查?

眼眶骨膜下脓肿是脓液积聚在骨性眶壁和眶骨膜之间,患者眼睛肿胀明显,伴凝视受限,因进展迅速,有潜在致盲的危险。因此,需要及时正确诊断,推荐的检查方法是增强 CT、增强 MRI。其中,增强 MRI 有助于并发症的诊断,主要表现为沿眶壁走行的积液,增强扫描呈环形强化。

（赵慧　赵鹏）

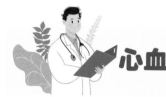

心血管和胸部疾病的影像学检查

有关心血管的 MRI 检查常见问题

1.心血管 MRI 检查有什么作用？

心血管 MRI 检查利用磁共振对心脏和血管进行扫描,观察心脏和血管的先天发育是否正常、有无后天疾病,可以诊断肿瘤、炎症、血栓、发育畸形,以及评估血液流动。此外,其还可以诊断心肌梗死或缺血、评估心功能,以及诊断动脉瘤、评估血管狭窄。

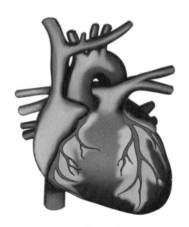

正常心脏

2.做一次心血管 MRI 检查需要多长时间？

心血管指的是心脏和大血管,其检查时长各不相同,这与扫描序列、患者的配合程度,以及患者的心率、心律、呼吸相关。由于 MRI 检查一般是多种扫描序列或者方向,所以时长一般为 10～30 分钟不等。

3.做心血管 MRI 检查时需要打药吗?

随着技术的发展,有些部位的 MRI 检查可以在不打药的情况下就能得到非常清楚的图像,但有些部位的检查需要通过打药才能提高对比度,得到清楚、完整的图像。因此,医生会根据医院设备以及人员的情况去判断患者是否需要打药。

4.什么样的患者不适合做心血管 MRI 检查?

(1)病情特别危急,如外伤、脑出血、急性阑尾炎、消化道穿孔等无法保证安全完成检查的患者。

(2)有精神障碍、幽闭恐惧症、心衰等无法配合检查流程或者承受长时间扫描的患者。

(3)患者体内有以下任意一项,严禁检查:心脏起搏器、心脏自动复律除颤器、眼外伤引起的眼内金属异物、助听器、人工耳蜗、胰岛素泵、其他体内金属及电子装置。

(4)患者有下列情况者,应慎做磁共振检查:下腔静脉滤器、血管栓塞钢圈、各种金属内支架、视网膜钉及金属义眼、人工心脏瓣膜、人工假肢、关节或其他假体、避孕环、子宫帽、体内其他留置金属异物、幽闭恐惧症、怀孕 3 个月内的孕妇。

5.做心血管 MRI 检查时必须要家属陪同吗?

做心血管 MRI 检查时,需要受检者的良好配合,部分因病不能自主完成肢体配合的受检者,或者听力减退无法听清技术人员指令的受检者需要家属协助进行检查,因此并非全部受检者都需要家属陪同。

6.心跳对心血管 MRI 检查有什么影响?

心血管 MRI 检查受心跳影响较大,心率过快或者心律不齐均可导致图像质量变差,心脏和大血管的结构会变模糊,进而影响检查的顺利完成,或者致使最终的诊断结果出现偏差。除此之外,心律不齐或心率过快还会增加冠状动脉磁共振成像每次心动周期中图像采集的难度,从而延长检查时间、导致检查时长无法预测。

因此,心血管 MRI 检查时心率需控制在 75 次/分以下,心率过快者可服用 β 受体阻滞剂降低心率,例如倍他乐克等。

7.呼吸对心血管 MRI 检查有什么影响?

呼吸时胸腹部会有起伏,参与呼吸的肌肉由于舒缩会在相应区域产生伪影,导致图像中相应结构模糊不清,干扰医生的诊断。所以,受检者需要根据呼吸训练的指令进行配合,不需听从指令的检查需要尽量保持呼吸的平稳,目前已经有相关技术用于消除呼吸运动产生的影响。

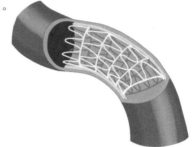

8.支架对心血管 MRI 检查有什么影响?

由于材料的原因,支架会导致心血管磁共振图像中相应区域的结构显示不清,可导致最终的检查结果出现偏差,也可能导致图像质量太差无法用于诊断,所以做过心脏支架的患者可以选择冠状动脉 CTA 检查。

血管支架

9.做过冠状动脉搭桥手术的患者能做心血管 MRI 检查吗?

冠状动脉搭桥术后的患者胸骨位置的金属环会影响对心脏和冠状动脉的观察,所以不建议进行心脏和冠状动脉的 MRI 检查,可以根据实际情况选择超声或 CTA 等其他检查。

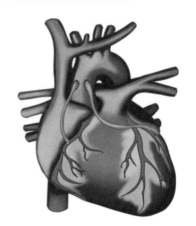

10.假牙会影响心血管 MRI 检查吗?

假牙可能会导致 MRI 图像中脑和颈部部分血管显示不清,对心脏和其他部位的血管并没有影响。

11.心血管 MRI 检查有年龄限制吗?

冠状动脉搭桥

心血管磁共振检查人群以老年人为主,但没有年龄限制。

12.太胖会影响心血管 MRI 检查的结果吗?

太胖有可能会影响检查结果,过厚的脂肪有时会影响到心血管的显示,但如果对图像影响太大的话,医生一般会重新给患者进行检查,或者进行退费处理,部分影响轻的可能会在报告中有所注明,如图像伪影较重等。

13.孕妇能不能做心血管 MRI 检查?

孕妇孕早期(3 个月内)不建议做心血管 MRI,孕中、晚期可以在医生指导下进行检查。

14.头晕会影响做心血管 MRI 检查吗?

一般来说头晕是不会影响做心血管 MRI 检查的。

15.高血压患者降压后才能做心血管 MRI 检查吗?

不需要,心血管 MRI 检查前无须专门做降压准备。

16.正在服降压药和降脂药的患者做心血管 MRI 检查前需要停药吗?

不需要,降压和降脂药不会影响心血管 MRI 检查。

17.做心血管 MRI 检查之前需要禁食禁水吗?

心血管 MRI 检查不需要禁食禁水。

18.冠状动脉 MRI 检查为什么要使用电极贴片?

MRI 专业电极贴片的使用是为了配合心电门控减小心脏跳动对图像的影响,可以让图像更加清楚。此外,医生还可以由此实时监测受检者的心率快慢以及是否有心律不齐,可以对一些意外情况的发生及时采取应对措施。

19.冠状动脉 MRI 检查为什么需要缠带子?

缠腹带是为了减小呼吸运动的幅度,可以让图像更加清楚。

20.怎样在最短的时间内做好心血管 MRI 检查?

受检者需要做的是尽量配合好医生的指令,可以在检查前进行呼吸训练,无法自行配合的受检者需要家属陪同。呼吸训练指令为:吸气—呼气—屏住呼吸—可以呼吸。受检者当听到"吸气"时,需深吸一口气,同时身体位置保持不动;当听到"呼气"指令时,需缓慢向外吐出气体,同时身体位置保持不动;听到

"屏住呼吸"时,停止吐气,紧闭口鼻,同时保持胸部、腹部平稳无波动(约 15 秒钟);听到"可以呼吸"时,恢复正常平稳呼吸。

21.什么是心脏电影?

心脏电影是在心脏的某一截面连续采集图像,并将图像逐帧快速播放,可以观察瓣膜形状及活动度、是否有赘生物及瓣膜脱垂等,还可以观察心腔内的血液流通,进行收缩期和舒张期各径线的测量。

22.什么是心肌灌注检查?

心肌灌注检查主要是看心脏的肌肉有没有缺血或者梗死,因为缺血会导致心脏肌肉功能受损,会影响心脏跳动。

23.为什么心血管 MRI 检查的图像有的竖着有的横着?

多方位成像是心血管 MRI 检查的一个特点,可以从不同的角度综合观察心脏和大血管。

24.为什么心血管 MRI 检查有的图像上黑色白色区域颜色相反?

心血管磁共振检查的一个特点就是多序列检查,通俗地说就是用不同的扫描方法显示心血管,由于序列的不同,各个部分的颜色也会有差别,这在一定程度上会弥补单一序列不能清楚观察所有结构的缺点,不同序列图像之间的对比也更方便寻找某些复杂的结构。例如,亮血序列是用来观察血流和血管狭窄,而黑血序列是用来观察血管壁和心肌。

25.什么是心血管 MRI 检查的后处理图像?

心血管 MRI 检查的后处理图像是用一些特定软件对图像进一步加工后得到的图像,如将常规平面图像进行处理后得到的三维立体图。

心血管磁共振的后处理图像可以从不同的角度观察心血管,或者将其中部分结构单独从图像中提取出来进行观察,从而让医生能更直观、更全面地进行诊断。

26.除了心脏和大血管,心血管 MRI 检查还能看到其他的器官吗?

心血管磁共振可以看到除心脏和大血管之外的其他器官,如肝脏的一部分。但是为了更清楚地显示心脏和大血管,心血管磁共振应用的扫描方法并不能清楚、完整地观察到其他器官,如有需求,可以进一步做相关部位的影像学检查。

27.心血管 MRI 检查和 CTA 检查有什么区别?

心血管磁共振检查和 CTA 检查的主要区别在于:心血管磁共振没有辐射,但检查时间比较长,目前部分血管可以在不打药的情况下进行检查;而 CTA 检查有辐射、需要打药,但检查时间短。

例如,主动脉夹层的患者病情危急,严重的夹层存在一瞬间破裂的风险,死亡率非常高,而心血管 MRI 检查时间比较长,无法在黄金时间内处理这种紧急情况,所以一般怀疑主动脉夹层的患者首先要选择 CTA 检查。

28.心血管 MRI 检查和 CTA 检查注射的药有什么不同?

所谓的"药"其实是对比剂,用于突出显示心脏和大血管。心血管 MRI 检查常用的对比剂是钆类对比剂,不良反应非常少见,只有极少数有肾功能损害的患者会发生肾源性系统性纤维化而加重肾功能损害;CTA 检查注射的是碘对比剂,存在碘对比剂不良反应,可引起不同程度的过敏症状,少数严重者处理不及时可导致生命危险。

29.心血管 MRI 检查可以代替 CTA 检查吗?

心血管 MRI 检查不可以代替 CTA 检查,两种检查各有利弊,并且诊断和评估的内容也有所不同,二者可以互为补充,医生会根据受检者的情况进行总体评估,进而决定受检者需要或者适合做哪类检查。

30.做完增强 CT 后可以接着做心血管 MRI 检查吗?

做完增强 CT 后一般是不能立即做心血管磁共振检查的,需要留出一定的时间间隔(3~7 天)让患者将增强 CT 打的药尽量排泄出来,防止影响心血管 MRI 检查结果。

31.心血管 MRI 检查的结果准确吗?

心血管 MRI 的检查结果不是 100% 准确的,任何检查或多或少都会有不准确的概率,但是技术人员会应用相关技术尽最大努力保证图像的质量,医生也会认真仔细阅片保证报告结果的准确性,未来由于人工智能的应用和扫描技术的改进,准确性会进一步提高。

32.心血管 MRI 检查比血管造影更好吗?

两种检查各有优劣,血管造影一直以来都是观察血管最准确的检查方法,但随着 MRI 设备和技术的成熟,MRI 检查的准确性也在逐步提高,并且 MRI 与血管造影相比没有辐射,可以观察心肌、瓣膜等结构的正常解剖和病变。

33.心血管 MRI 检查与心脏超声检查相比有什么优点?

心血管 MRI 检查与心脏超声相比,心血管磁共振的视野大,空间分辨率和组织对比度更高,可以清楚地显示心包、心肌、心腔、乳头肌、瓣膜等结构,并且心血管磁共振的操作者依赖性小,准确性更高,目前是评估心脏结构和功能的"金标准"。

34.做完心血管 MRI 检查以后需要注意什么?

患者做完不打药的检查后不影响日常饮食;做完打药的检查后需要在等候室留观 30 分钟以防止对比剂不良反应,除此之外还需多喝水,尽快把体内的药排出来。

35.两次心血管 MRI 检查之间需要间隔多长时间?

不打药的检查目前没有明确限制,可根据病情及临床需要进行具体安排。打药的检查尽量保持 3~7 天的间隔,以保证患者前一次检查的对比剂尽可能排泄出体外。由于病情危急的患者不适合做心血管 MRI 检查,所以进行此检查的患者一般病情比较稳定、变化慢且小,无须短时间再次检查。

36.心血管 MRI 检查后可以立即打印胶片吗?

心血管 MRI 影像胶片与普通 MRI 的影像胶片都是可以即时打印的,检查做完后医生会在短时间内将需要的图像选好并打印。

（马恒　陈杨）

肺部疾病的影像学检查

1.看到放射科,你就不敢靠近吗?

别担心,放射科所有的房间都是经过特殊防护处理的,墙是加厚的,并且涂抹了掺加硫酸钡的材料,能屏蔽和消减辐射;门窗是用铅板内嵌做成的,除工作室内有少量软射线外,过道走廊都测不到射线。只有符合国家放射剂量标准的屋子,才允许用于放射科。一般情况下,只要不是进行操作的时候,打开操作室的门,在过道和走廊上都是无法检测到射线的。

所以大家不用担心经过放射科就会有辐射,但一定不要随意进入操作间。

2.拍一次胸片或 CT 检查会造成多少辐射?

辐射是在空间或材料介质中以波或者粒子的形式发射或传输能量的过程。拍摄胸片曝光的时间非常短,一般是 0.1~0.3 秒,辐射量为 0.02 毫西弗(mSv);做一次 CT,人体所受的辐射量大于 1 毫西弗;做一次 PET-CT,人体所受的辐射量在 25 毫西弗左右。生活环境中本来存在的辐射剂量一年约为 2 毫西弗,即拍一次胸片检查的辐射剂量相当于 3~4 天日常生活环境中的辐射剂量。因此,单次拍摄胸片检查的辐射剂量非常小,但 CT 检查所受的辐射剂量较高。

3.做多了 X 线或者 CT 检查,就容易得癌症吗?

当然不会! 学术界常说,抛开浓度谈剂量就是在"耍流氓"。有研究表明,只有遭受 100 毫西弗以上的辐射量,人体患癌的概率才会有明显增加。那癌症的原理又是什么呢? 它是正常细胞在物理、化学、病毒等致癌因素的作用下,导致原癌基因和抑癌基因突变,转换成了癌细胞,所以,如此低的放射量是不会导致癌变的。

4.怀孕期间做了 X 线检查容易导致胎儿畸形吗?

对于女性而言,只要不是在孕早期前两周接受高于 100 毫戈瑞(mGy)的 X 线照射,就不会有大问题,一般来说拍完胸片 3 个月之后可以怀孕。此外,放射科也有相应的患者保护措施,如铅衣、铅裙、铅围脖、铅方条、铅帽子、铅眼镜,在检查时,会为患者做好相应的器官保护措施。所以,辐射易致不孕和胎儿畸形的说法是不科学的!

5.什么是胸部低剂量 CT 检查?

胸部低剂量 CT 用于肺癌及肺部结节的筛查与随访,在保证肺部图像质量的情况下,尽量降低辐射剂量,最大限度地减少人体所接受的辐射剂量。

6.日常入学、入职查体中,胸片检查的目的是什么?

胸片经常用于检查胸廓(包括肋骨、胸椎、软组织等)、胸腔、肺组织、纵隔、心脏等的疾病,如肺炎、肿瘤、骨折、气胸、肺心病、心脏病。

7.常规的拍片或者透视检查能发现肺炎吗?

可以,不过对于有些微小的病变,如早期或轻症的肺炎,应该选择 CT 检查。因为 X 线检查是重叠影像,密度分辨率不如 CT,看不到一些轻微的病变,一般肺炎在 X 线上都能显示,如果 X 线肺炎表现不明显但症状严重,应进一步行 CT 检查排除肺炎。

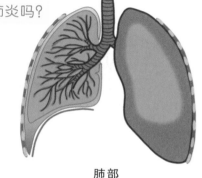

肺部

8.肺炎治愈后需要做影像学检查吗?

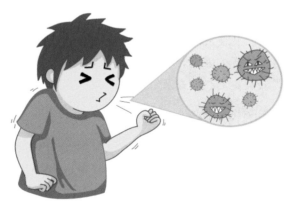

肺炎的临床治愈和影像治愈有区别,影像慢于临床,所以患者临床治愈 1 个月以后建议复查一次胸部 CT,看恢复情况。有的肺炎可以恢复如初,有的肺炎留下疤痕,如留下条索影、斑片影、钙化、胸膜粘连增厚等影像表现。

肺炎患者复查的好处如下:第一,可以细致观察疾病恢复情况;第二,留下影像依据,以后肺部再出现问题,可以进行对比,以免复发后不知情而贻误病情;第三,复查疾病治疗情况,临床症状好了并不代表疾病完全治愈,如果并没有恢复完全,还得考虑其他疾病的可能性。所以肺炎患者应进行 CT 复查,观察疾病演变过程,为临床提供更多依据。

9.什么是 CT 上所说的肺内纤维条索?

肺纤维条索是肺部感染经过治愈或者自愈后留下的瘢痕,这是肺部纤维细胞增生引起的病理性改变,在病灶处形成一些纤维条索的增生,影像学检查出现沿着气管走行的条索样改变,这种情况一般提示是陈旧的病灶,并不是急性炎症反应。

10.肺脓肿患者应做什么影像学检查?

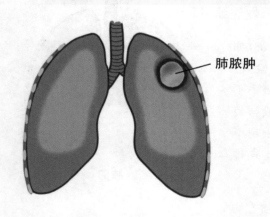

肺脓肿是多种细菌感染引起的一种肺组织的化脓性炎症,肺组织坏死就形成了肺脓肿。一般起病比较急,患者有高热、咳嗽、咳痰这些炎症的体征表现,血细胞和中性粒细胞也会明显增高。一般患者做胸部影像学检查(胸部 X 线和 CT)可有助于诊断肺脓肿。在影像学检查中,肺脓肿表现为伴浸润的空洞性病变。

11.肺部结节都会被 CT 发现吗?

是的。胸片的密度分辨率很低,它很难发现小于 3 厘米的肺结节,而薄层 CT 可以显示很多 X 线不能发现的小结节。因此,从影像学角度建议,发现肺结节最好的检查方法是螺旋 CT 或者低剂量 CT 检查及定期随诊。

12.影像检查可以确定肺结节的性质吗?

可以的,对于肺结节的性质要根据形态、位置、生长速度、大小等来判断。

(1)形态:恶性肺结节形态基本不规则,边缘毛糙,可见呈毛刺状、分叶状、放射状等。良性肺结节边缘规则呈球状,光滑孤立,不会牵拉周围组织,密度较实,接近正常软组织密度,所以形态不规则的肺结节可能是恶性的。

(2)位置:恶性肺结节一般位于肺上叶,尤其是两肺上叶前端。良性肺结节一般位于肺部周围区域,在上叶尖后段、下叶尖背段的一般为良性的病变。所以位于肺上叶的肺结节可能是恶性的。

(3)生长速度:恶性肺结节一般生长缓慢,细胞倍增时间为 3~18 个月。如果肺结节在 1 个月内出现明显的增大,说明恶性肺结节的可能性比较小,出现炎症和梗死的可能性比较大,所以生长速度缓慢的肺结节可能是恶性的。

(4)大小:扫描中发现直径小于 3 厘米的肺结节中约 95% 以上是良性的,患者不必过度担心,但大于 3 厘米则要考虑是否为恶性肺结节。

13.什么是肺磨玻璃样结节?

胸部 CT 提示肺部局部出现阴影或模糊,表现为密度增高的云雾状淡薄影/圆形结节,样子像磨砂玻璃一样,所以叫磨玻璃影。但透过磨玻璃影仍能看见气道、叶间裂和血管,这和典型的肺部实性结节不一样。磨玻璃样肺结节可以分为两种情况,含有实性成分的称作部分实性磨玻璃样结节,无实性成分的称作纯磨玻璃样结节。磨玻璃样肺结节是一种常见的肺部病症,可能是恶性肿瘤、良性肿瘤、炎症、肺间质性疾病或肺内淋巴结等。

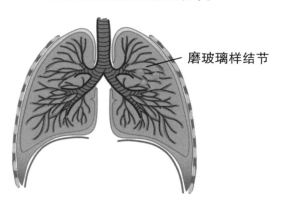

磨玻璃样结节

14.什么是肺部实性结节?

肺实性结节一般指纵隔窗能见到软组织影的病灶,肺窗上看往往显得比较白,密度较高。有时候肺窗上显得密度较高,但纵隔窗上又不明显,很难说到底算磨玻璃样结节还是实性结节,应该是介于两者之间的状态。

15.结节密度越低越好吗?

肺是含气体的,肺部实性结节是指结节里面不含气体,也不是气泡。结节密度高,像石头呈钙化状态,良性结节的可能性比较大。结节的密度低,最低状态下里面完全是气体,这可能是肺大疱或者肺结节空洞,也不能排除是肿瘤。一部分肺部实性结节密度不是很高也不是很低,就需要医生排除各种可能来诊断疾病。

16.什么是非典型性腺瘤样增生?它是肺癌吗?

肿瘤并不是突然发生的,而是从正常细胞逐渐演变成为癌细胞,肺癌同样如此。在这个过程中,有部分细胞没有达到肺腺癌癌细胞的形态标准,但又不是正常的细胞,呈现出一种不正常的细胞反应和增生的状态,这就是非典型性腺瘤样增生,是一种典型的肺部磨玻璃样结节,属于癌前病变。一般而言,它并不会自愈,但如果及时治疗是能够完全治好的,如果不进行治疗,这些非典型性腺瘤样增生可能会缓慢地进展为肺腺癌。

17.肺结节大于 8 毫米,就是恶性的吗?

肺部结节越大,患癌的概率越高,但也并非是绝对的。若肺部结节超过 3 厘米,年龄在 70 岁以上,基本可诊断为肺癌。结节是否为恶性,关键看结节的影像学特点,其次才是大小。

18.什么是钙化的肺部小结节?

钙化的肺部小结节意味着病变的部位已经纤维化了,失去了原有的细胞成分和肺部结构。钙化的肺部结节都是良性的,但极少数情况下,这种肺部小结节里面含有散在的不规则钙化,这时可能是肺腺癌。

19.什么是多发肺部小结节?

胸部 CT 发现肺部结节,尤其是多发性肺部结节是非常常见的。但多发性肺部结节并不意味着是癌症的先兆。国外肺癌筛查发现,多发性肺部结节在正常人的肺部也会出现,只有近 5% 的小结节可能是恶性的。

20.为了预防肺癌,需不需要每年都进行 CT 检查?

预防肺癌最可靠的方法就是定期进行筛查,每年做一次 CT 能够预防肺癌,尽早发现确诊治疗能够降低很多风险。虽然胸片也是可以检查出肺癌的,但仅限于肺部病变比较大,超过 1 厘米,甚至超过 3 厘米时,才能检查出来。早期的肺癌如果是磨玻璃结节,或者小于1厘米的结节,胸片很难检查出来。因为胸片本身是前后重叠的,左右也会有重叠,分辨率也不是特别高,容易被心脏、骨头、乳腺遮挡。所以说每年做一次肺部CT是筛查肺癌的最佳方法。

21.发现肺上长了阴影应该用什么影像学方法鉴别?

导致肺部出现阴影的原因很多,可能是各种感染导致,如自身免疫系统疾病导致的肺部阴影,或异物阻塞引起肺不张导致的肺部阴影,但也可能是肺部肿瘤。

肺部CT主要是通过影像学特征来区分炎症和癌症。炎症和癌症在CT中的表现均为阴影,炎症表现为渗出性阴影,癌症则表现为实变阴影,形状一般为圆形或者不规则形状,常有分叶,边缘有毛刺。

22.肺癌完全切除后,需要定期做影像学检查吗?

需要。肺癌切除术后的患者在随访过程中进行CT检查,可在有临床表现之前监测到复发的征兆。这有助于医生尽早诊断,采取治疗措施,改善患者预后,并延长患者的生存期限。

23.通过什么影像检查方法能筛查结核?

发现肺结核首先需通过影像学方法检查肺内异常,如肺内无异常则基本上可排除肺结核。常见的胸部影像学检查方法包括胸部X线(胸片)、胸部CT等。

（庞国栋　赵芳）

纵隔与胸壁疾病的影像学检查

1.什么是纵隔? 纵隔的界限是什么?

纵隔是指左右纵隔胸膜之间的器官、结构和结缔组织的总称,其位于胸腔正中偏左侧、双肺之间,上窄下宽,前短后长。纵隔的前界为胸骨,后界为胸段脊柱,两侧为纵隔胸膜,上界是胸廓上口,下界是膈肌。

纵隔相当于人体的管道井和泵站,管道主要指气管、支气管、食管、大血管、淋巴管;泵站是指心脏,把血液加压注入大血管内。此外,纵隔内还有胸腺和脂肪结缔组织、神经等。

2.纵隔疾病常用的检查方法有哪些?

其常见检查方法有 X 线、CT、MRI、PET-CT,但是 X 线检查是重叠成像,由于胸骨和心脏的阻挡,纵隔病变或病变内细节往往显示不佳,尤其小病灶容易漏诊。CT 是目前纵隔疾病的最主要检查方法,结合增强扫描能对大多数病变明确诊断。近年来,MRI 由于其较高的软组织分辨率,在纵隔疾病诊断中的应用也逐渐增多。

3.什么情况下的纵隔疾病需要增强扫描?

当纵隔疾病尤其是肿瘤性病变不能明确诊断时需要增强扫描提供更多的信息以确立诊断;此外,手术患者术前评估明确病变与邻近结构的关系,肿瘤患者放化疗后需要更准确地评价疗效也都需要增强扫描。

4.什么是胸腺瘤?其影像学表现是什么?

胸腺瘤是由胸腺上皮分化而来,多发生于前纵隔的肿瘤。胸腺瘤传统分为三类:上皮型、淋巴细胞型和混合型。2021 年,世界卫生组织将胸腺瘤分为 A 型胸腺瘤、AB 型胸腺瘤和 B 型胸腺瘤三类。

其影像学表现为前上纵隔肿块,边界清,密度均匀,增强扫描呈均质强化。一部分恶性程度较高的肿瘤表现为边界不清,周围结构受累,内部密度不均匀,增强扫描不均质强化,随诊复查病变进展较快。

胸腺瘤属于潜在低度恶性或恶性肿瘤,如果具有手术机会是需要手术切除的。

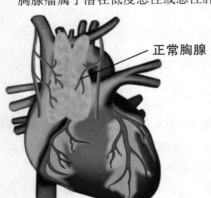
正常胸腺

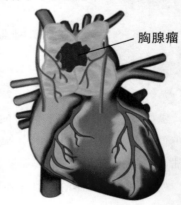
胸腺瘤

5.什么是畸胎瘤？其影像学表现是什么？

畸胎瘤是来源于胚胎性腺的原始生殖细胞，是最常见的生殖细胞肿瘤，常发生于儿童及年轻妇女，偶见于绝经后妇女。

其影像学表现如下：①多位于前纵隔中部，心脏大血管交界区；②圆形、椭圆形多见，部分可呈分叶状，边界清；③密度不均匀，可见脂肪密度或钙化；囊性病灶弧形钙化多见；④病灶内出现骨骼或牙齿是特征性表现。

6.什么是纵隔淋巴结增大？

正常情况下，纵隔淋巴结短径小于1厘米，当短径大于1厘米的时候称为纵隔淋巴结增大，常见病因是肿瘤、炎症、反应性增生、风湿免疫疾病或血液系统疾病。

7.纵隔淋巴瘤有什么影像学表现？

其影像学表现如下：①纵隔、肺门淋巴结增大，以中纵隔为主；②淋巴结融合；③前纵隔淋巴结受累；④周围结构受累：膈神经、喉返神经，骨质，肺；⑤对放化疗敏感。

8.什么是巨淋巴结增生症？其影像学表现是什么？

巨淋巴结增生症又称"血管滤泡性淋巴组织增生"，是一种罕见的以不明原因淋巴结增大为特征的慢性淋巴细胞增生性疾病。巨淋巴结增生症根据病理学特征分为透明血管型、浆细胞型和混合型，透明血管型最常见；根据临床特点分为单中心型（局灶型）和多中心型（弥漫型）。

其影像学表现如下：单中心型往往为透明血管型，表现为单发结节或肿块，边界清，密度均匀，增强扫描明显均质强化；多中心型常为浆细胞型，表现为多发结节或肿块，密度均匀，边界清，轻度强化。

9.纵隔常见囊性病变有哪些？其影像学表现是什么？

纵隔常见囊性病变有胸腺囊肿、淋巴管囊肿（胸导管囊肿）、支气管囊肿、心包囊肿、食管囊肿、囊性畸胎瘤。其影像学表现主要是纵隔内含有液体的类圆形占位，如果病灶里面的液体蛋白含量较高或者合并出血、感染，往往密度较高，平扫不易做出诊断，往往需要增强扫描。

10.食管囊肿是什么？其影像学表现是什么？

食管囊肿是一种来源于原始前肠的囊肿,好发于后纵隔椎体旁的气管分叉及下方,是食管走行区周围囊性占位,呈圆形或卵圆形,食管往往受压,黏膜规整,如发生溃疡可以与邻近食管连通,增强扫描无明显强化。如果病灶较小,可以不做手术,随诊观察即可;对于较大的病灶,如果对周围结构有压迫,出现胸闷、咳嗽、吞咽困难等症状,可以考虑手术处理。

11.间皮囊肿、心包囊肿和纵隔胸膜囊肿的影像学表现是什么？

间皮囊肿又叫"胸膜心包囊肿",是体腔发育过程中分隔形成的囊肿,发生在心包即为心包囊肿,离开心包部位成为纵隔胸膜囊肿。

其影像学表现如下:胸膜囊肿呈圆形或椭圆形,基底部贴于纵隔胸膜,轮廓清晰,密度均匀,无钙化;心包囊肿多位于心膈角区,右侧为著,小囊肿伸入斜裂呈泪滴状,透视下可以活动或变形。

12.神经源性肿瘤的影像学表现是什么？

神经源性肿瘤有神经鞘瘤、神经纤维瘤及神经节细胞瘤,恶性较少见,主要为神经纤维肉瘤和神经母细胞瘤。

其影像学表现如下:①好发于后纵隔脊柱旁,多呈类圆形,少数肿瘤因部分位于椎管内呈哑铃状;②多数密度均匀,可以合并囊变或钙化,神经母细胞瘤往往合并大量钙化;③增强扫描:神经节细胞瘤弱强化,余呈较明显强化,囊变区无强化。

13.影像学检查能发现肋软骨炎吗？

肋软骨炎主要表现为肋骨疼痛、肋软骨肿大、肋软骨压痛和胸闷。CT 和 X 线检查很难发现肋软骨炎,MRI 检查有时可以发现。

14.气胸时做 X 线平片如何估计肺压缩量？

气带宽度约为患侧胸廓 1/4 时,肺压缩约为 35%;1/3 时,肺压缩约为 50%;1/2 时,肺压缩约为 65%;2/3 时,肺压缩约为 90%。

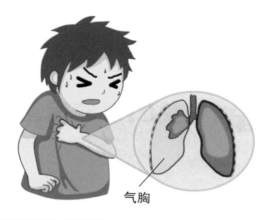

气胸

15.为什么建议胸膜肿瘤患者做增强扫描？

增强扫描可以发现较小病灶，并提供更多的信息用于明确诊断和判断与周围结构的关系，以指导下一步治疗。

16.胸膜间皮瘤的 X 线表现有哪些？

局限型胸膜间皮瘤：表现为与胸壁相连的单发结节或肿块，边缘光滑，圆形或类圆形，无蒂者宽基底与胸膜相贴，夹角为钝角；恶性者可以破坏邻近肋骨或胸壁。

弥漫型胸膜间皮瘤：表现为多发结节或肿块，也可表现为胸膜的弥漫性不规则增厚，往往伴有大量胸腔积液，容易侵犯纵隔、胸壁或肋骨，可伴有肺门或纵隔淋巴结增大。

17.胸膜转移瘤的 X 线表现是什么？

胸膜转移瘤最常见于原发肿瘤是肺癌，也可见于乳腺癌、甲状腺癌、胃肠道肿瘤等。其 X 线表现为：①胸腔积液型，仅表现为大量胸腔积液而结节微小被掩盖难以显示；②结节型表现为胸膜多发结节样增厚。

（冯吉贞）

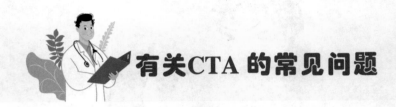

有关CTA的常见问题

1.什么是CTA?

CTA 是 CT 血管造影的简称,是一项非创伤性血管成像技术,具有操作简便、无创等优点。

普通扫描无法区分组织之间的差异,而 CTA 可以通过外周静脉注射碘对比剂,进行 CT 扫描,这时身体中的血管会明显变亮,而其余正常组织不会。其数据经过计算机处理后,可获得目标血管的二维或三维影像。

受检者在满足检查要求的条件下,整个 CTA 检查时间约 5 分钟。这项技术目前被广泛用于血管相关疾病的诊断,如全身动脉粥样硬化、动脉炎、动脉瘤、动静脉畸形、血栓栓塞性疾病等,可缩短诊断时间,为各种血管病变的治疗提供有力指导;也可以对肿瘤供血动脉进行评估,为肿瘤的定位、定性诊断和治疗方案的制定提供可靠依据。

2.CTA 与 DSA 的异同点有哪些?

CTA 与 DSA 的异同点

	CTA	DSA
检查方式	无创,仅静脉留置针	有创(微创),通常需要动脉穿刺
住院	门诊即可检查	需要住院才能完成检查
图像数据	某一个时间节点	某一段时间节点
治疗性	无法治疗,仅能诊断	可做干预性治疗
造影剂	碘造影剂	碘造影剂
图像显示	可三维重建	不可三维重建

3.什么样的患者不适合做 CTA？

CTA 需使用含碘对比剂，故甲状腺功能亢进且未治愈的患者是绝对禁止做 CTA 检查的。

有下面几种情况的患者须咨询相关专业医生再决定是否做 CTA 检查：①既往使用碘对比剂出现中、重度不良反应者；②不稳定性哮喘者；③糖尿病患者，特别是糖尿病肾病者；④使用肾毒性药物或其他影响肾小球滤过率药物或肾功能不全者；⑤心肺疾病者，如高血压、肺动脉高压、充血性心力衰竭等患者；⑥痛风者；⑦有其他药物不良反应或过敏史者；⑧脱水或血容量不足者；⑨血液疾病者，如镰状细胞贫血、红细胞增多症和多发性骨髓瘤等；⑩高胱氨酸尿者；⑪甲状腺功能亢进正在治疗康复者，需咨询内分泌科医师是否可以使用，若可以建议使用能满足诊断需要的最低剂量，并注意密切观察；⑫特殊人群，如 70 岁以上老人、新生儿、婴幼儿、妊娠和哺乳期妇女。

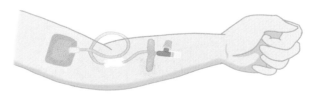

预埋静脉留置针

4.CTA 检查的流程有哪些？

CTA 检查前：①核对医嘱及受检者信息；②受检者空腹 4 小时以上（可以饮水，但不可以吃饭，体质弱者可以视情况吃糖或者巧克力补充体力）；③受检者签署 CT 强化知情同意；④建立静脉通道（预埋留置针）；⑤受检者至检查室递交申请单，等待检查。

CTA 检查中：①受检者平躺于检查床上，留置针连接高压注射器；②进行呼吸训练，部分检查（胸、腹部 CTA 检查）过程中需要屏气，屏气状态直接决定了图像质量以及诊断信息；③部分检查（冠状动脉、主动脉 CTA 检查）需要在胸前区粘贴四个电极片并连线，目的是检测心率；④检查过程大约 5 分钟，检查过程中受检者躯干可能会感到发热或者发凉，属于正常情况，不必惊慌，按指令要求配合屏气，身体不要乱动，如有不适可以举手示意。

CTA 检查后：①受检者不要立即离开，需在观察区留观 30 分钟，如无身体不适,可在护士站取出留置针后离开;若身体有不适感,务必到护士站说明情况。②检查后相关图像会自动上传至工作站,由相关人员运用多种后处理方法对原始图像进行处理。③报告医师提交报告,主任医师审核报告。④胶片打印、电子图像上传。

5.CTA 造影剂对身体有害吗?

CTA 使用含碘对比剂,是一种安全的造影剂,通常 12~24 小时即可排出体外;过敏体质的受检者需特别留意观察自身有无不适感。含碘对比剂主要通过肾脏排出,所以在检查结束后,受检者在自身条件允许的情况下,宜多饮水,可促进对比剂排出体外。

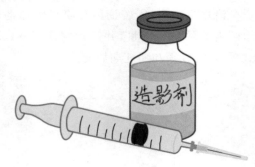

6.CTA 检查时为什么会有全身发热的感觉?

在 CTA 检查过程中,身体发热是正常表现,患者甚至会有"尿裤子"的错觉。由于 CTA 检查需要高压注射器快速向血管内注入对比剂,而对比剂通常较为黏稠、渗透压相对较高,因此血管受到刺激而扩张,身体会感觉发热。这种发热是一过性的,通常持续 20~30 秒;对比剂被血液稀释后,身体不会再感到发热。

7.CTA 检查时为什么要做呼吸运动?

胸、腹部相关的 CTA 检查时,通常需要受检者配合屏气以保障图像质量。若受检者在听到呼吸指令后未屏气或者处于慢撒气状态,这就类似于拍照时,相机在运动状态下按下了快门键,这时图像会出现错层伪影,或者图像局部模糊不清,造成拍摄出来的图像(CT 数据)变虚了,这种伪影可能掩盖重要诊断信息,影响医生对疾病的判断。

8.CTA 检查时为什么要求家属陪同？

CTA 检查均需要向受检者体内注射碘对比剂，由于碘对比剂存在过敏等风险，若检查后受检者出现不适，可以及时反馈给家属或陪同人员，家属能及时反馈给医务人员，以保障受检者安全。

9.CTA 检查时为什么要求空腹 4 小时以上？

CTA 检查均需要向受检者体内注射碘对比剂，部分患者可能出现对比剂过敏反应，常见的表现是呕吐。因受检者仰卧平躺于检查床上，发生呕吐时，若胃内容物较多，受检者容易出现呛咳甚至窒息。因此，要求受检者禁食 4 小时以上。

10.眼镜、手机等随身物品会影响 CTA 检查吗？

在扫描范围内不能有金属及首饰等物品，扫描范围以外的饰品、磁卡、眼镜及手机等物品，不会影响 CTA 检查。例如，心脏冠状动脉 CTA 检查前，需要把项链、女士内衣等带有金属的物品去除，裤子口袋里的手机，头上的眼镜、发饰则不受影响。

11.CTA 检查完之后为什么要求患者大量饮水？

CTA 的碘对比剂是通过肾脏代谢排出体外的，检查结束之后，在身体条件允许的情况下，大量饮水可使对比剂更快排出体外，减少对比剂滞留身体内的时间，也可降低发生过敏反应的风险。

12.颅脑 MRI 检查与颅脑 CTA 是否有重叠的地方？

颅脑 MRI 检查主要显示颅内是否出现软组织方面的异常病变，如肿瘤、梗死、出血等；而颅脑 CTA 则是针对性地观察颅内血管，二者并未有重叠之处。

13.脑梗患者适合做颅脑 CTA 吗？

脑梗患者适合做颅脑 CTA。通过颅脑 CTA 检查，可以明确患者病变的主干血管、病变范围的大小和病变的严重程度等，可为后续治疗方案的制定提供有力支持。

14.心电图、心脏彩超与冠脉 CTA 检查有什么区别？

如果把心脏比作一个房子，三者则是通过检查电路、检查房子的构造以及检查通风换氧情况，来判断这个房子是否完好。

心脏时刻都有电波的传导，心脏也因此而正常搏动，如同房间的供电系统。心电图可以甄别出哪里有异常放电、提前放电等，不同的异常电信号可以提示心律失常、心肌梗死、心肌缺血等。心电图简单来说就是检查房子电路有没有问题，心脏能不能正常地跳动。

另外，心脏的各个参数都是有一定合理范围的，所以心脏彩超的作用是观察各个参数有无异常，观察房子有没有增大或者缩小、房子的墙壁（心肌）及门（瓣膜）有没有问题。心脏彩超可以直观地查看心脏的形态和射血功能，进而判断有无心衰、心脏增大、心肌肥厚、二尖瓣和三尖瓣钙化、心脏血液反流等问题。

冠脉如同房子内的新风供给系统，各个房间能不能得到新鲜的空气依赖于新风系统是否顺畅，心肌细胞能不能得到新鲜的氧气和营养则依赖于冠状动脉是否通畅。冠状动脉 CTA 就是专门检查冠状动脉有没有堵塞，血液能不能正常供应心肌。常见的急性心肌梗死，就是给病变处心肌供血的冠状动脉狭窄、闭塞了，造成心肌缺乏血液供应，进而缺血坏死，严重者可出现心脏骤停。

综上所述，三者是从不同维度观察心脏，互不重叠。

15.冠脉 CTA 报告中，结论的数字是什么意思？

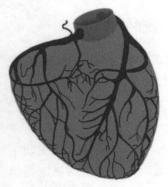

正常冠脉CTA图

一般能评估的通常是大于 1.5 毫米的冠脉血管，按照血管管腔的狭窄程度，分为以下几个等级：

CAD-RADS 0 为冠脉没有可观察到的狭窄。

CAD-RADS 1 为冠脉狭窄程度在 1%～24%。

CAD-RADS 2 为冠脉狭窄程度在 25%～49%。

CAD-RADS 3 为冠脉狭窄程度在 50%～69%。

CAD-RADS 4 为冠脉狭窄程度在 70%～99%。

CAD-RADS 5 为冠脉局部闭塞（狭窄程度 100%）。

16.冠脉 CTA 检查有什么优势？

冠脉 CTA 检查可检测冠状动脉壁内的非阻塞性斑块，可提供心功能数据，获得左心室收缩末期和舒张末期信息。冠脉搭桥或支架术后的患者借助 CTA 复查，准确便捷高效。

17.冠脉 CTA 检查与心率有关系吗？

有关系。因为心脏时刻都在跳动，冠脉 CTA 检查是借助 CT 机的高性能，在一定程度上"冻结"心脏成像，心脏搏动越快或者心脏搏动不规律，则 CT 机"冻结"心脏成功的概率会下降，导致图像质量较差，进而影响医生的诊断。所以在较高心率（通常是大于 90 次/分钟）或心律不齐的情况下，可用药物辅助控制心率后再做检查，以有效提高检查成功率。

18.冠脉 CTA 检查的费用大概是多少？

一次 CTA 检查的费用大概在 1400~1600 元（使用不同浓度的对比剂价格会有浮动差异）。

19.壁冠状动脉是什么意思？

冠脉如同一个水管，心脏则为一个房子，通常水管位于房子外面（心外膜下的结缔组织内，与心肌之间隔着少量脂肪）。如果某一段冠状动脉行走在心肌内，即部分水管在房间的墙内穿行，这段冠状动脉就为壁冠状动脉，这束覆盖在壁冠状动脉上的心肌（墙体结构）被称为心肌桥。壁冠状动脉的影响在于心脏收缩时这段冠状动脉会受心肌压迫，管腔变窄，从而引起心肌缺血。

20.对比剂会"冲落"冠脉斑块吗？

不会冲落。冠状动脉管壁的结构分为内膜和外膜，血液及对比剂走行于内膜以内，而斑块位于内膜与外膜之间，斑块与对比剂之间隔了一层血管内膜，故对比剂不会"冲落"冠脉斑块。

21.主动脉 CTA 检查包括哪些?

主动脉 CTA 的范围基本包括整个躯干,从双肩到骨盆,覆盖了人体最粗壮最主要的供血系统,内径最粗处通常在 3.5 厘米左右。其具体包括双侧锁骨下动脉近段、双侧颈总动脉近段、头臂干、升主动脉、主动脉弓、胸主动脉、腹主动脉、腹腔干、脾动脉、肝动脉、肠系膜上下动脉、双肾动脉、双侧髂动脉。

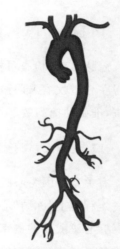

正常主动脉CTA图

22.什么情况下需要做主动脉 CTA?

不明原因的胸腹部撕裂样疼痛的患者;B 超、CT 平扫、MRI 扫描提示可能存在主动脉病变的患者;四肢压差较大,怀疑大动脉炎或主动脉狭窄的患者;腹部血管病变患者;主动脉术后患者复查等。

23.双下肢 CTA 检查后可以正常走路吗?

双下肢 CTA 检查是通过上肢静脉注射含碘对比剂,通过血液循环系统到达双下肢血管,再用 CT 机扫描并重建数据。整个检查过程约 5 分钟,并不会影响受检者检查后的走路状态。

24.下肢血管 B 超与双下肢 CTA 的区别有哪些?

下肢血管 B 超是通过二维图像观察下肢血管情况,可以检查下肢的深静脉、浅静脉和动脉,如观察深静脉是否有血栓形成、静脉瓣膜功能是否正常,观察浅静脉是否存在静脉曲张、静脉瓣膜是否完整,观察动脉管腔是否狭窄、血流是否顺畅等。

双下肢 CTA 可通过三维图像观察下肢血管情况,比如明确动脉是否狭窄及斑块的位置、大小等。例如,下肢动脉 B 超难以判断动脉是否完全闭塞或具体的狭窄程度,而双下肢 CTA 可以清楚地显示动脉狭窄的位置、狭窄程度及是否存在侧支血管等;下肢血管 B 超可判断有没有斑块,而双下肢 CTA 可具体判断斑块的位置、性质及范围;下肢血管 B 超可观察静脉瓣膜相关疾病,而双下肢 CTA 不行。

(杨世锋　韩义成　王锡明)

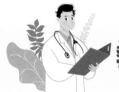

乳腺与影像学检查

1.每个女性都需要乳腺影像检查吗?

建议女性在 40 岁以后,主动定期到医院进行乳腺筛查,频率如下:40～45 岁每年 1 次;46～70 岁 1～2 年 1 次;大于 70 岁可 2 年 1 次;乳腺癌高危人群成年后每年 1 次。

2.乳腺癌高危人群有哪些?

(1)一级亲属(母亲、女儿、姐妹)有乳腺癌或卵巢癌史。

(2)二级亲属(姑、姨、祖母和外祖母)50 岁前,患乳腺癌 2 人及以上。

(3)至少 1 位亲属携带已知 BRCA1/2 基因,或自身携带 BRCA1/2 基因。

(4)月经初潮年龄小于 12 岁。

(5)绝经年龄大于 55 岁。

(6)有乳腺活检或者良性疾病手术史,或者病理证实不典型增生病史。

(7)使用雌孕激素联合的激素替代治疗不少于半年。

(8)45 岁以后乳腺 X 线检查示乳腺实质为致密型。

(9)无哺乳史或者哺乳时间小于 4 个月。

(10)无活产史或者初次活产年龄大于 30 岁。

(11)流产次数超过 2 次。

3.乳腺常用的影像学检查方法有哪些?

乳腺常用的影像学方法有数字乳腺 X 线摄影(钼靶)、乳腺超声检查、乳腺MRI 检查。

4.这些乳腺影像学检查方法有何区别?

不同的检查方法各有优势,相互补充。乳腺超声对于致密性腺体背景下的小结节检出率更高；乳腺 X 线摄影可以检出超声看不到的微小钙化及结构扭曲；乳腺 MRI 检查可以通过注射造影剂反映肿瘤的血供，对于肿瘤良恶性的鉴别更加准确。

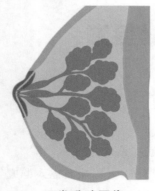

正常乳腺图像

5.什么是乳腺 X 线摄影?

乳腺 X 线摄影就是常说的钼靶。在 X 线产生过程中需要一种靶介质，之前最常用的介质材料为钼，所以习惯性称乳腺 X 线为钼靶。后来靶介质的材料不再局限于钼，还有铑、钨等材料，因此用乳腺 X 线摄影这个名称更加准确。

6.乳腺 X 线摄影检查的适应证有哪些?

该方法适用于筛查性人群和诊断性患者的乳腺检查：①有乳腺癌家族史；②有乳腺疾病（尤其是乳腺癌）病史；③有乳腺肿块、局部增厚、异常乳头溢液、皮肤异常、局部疼痛或肿胀症状；④乳腺超声或其他相关检查发现乳腺异常；⑤乳腺癌高危人群。

7.乳腺 X 线摄影检查的禁忌证有哪些?

禁忌证：①乳腺炎急性期、乳腺术后或外伤后伤口未愈；②妊娠期（尤其是孕早期 3 个月）；③青春期；④经前期；⑤巨大肿瘤难以压迫、恶性肿瘤皮肤破溃面积大的患者应根据临床权衡决定。

8.乳腺 X 线摄影的优势有哪些?

优势：①简单、方便、费用低及无创伤性；②对乳腺内钙化类病变的显示更有优势；③乳腺 X 线摄影引导下可行钙化灶定位及活检。

9.乳腺 X 线摄影的缺点有哪些?

缺点：①致密型腺体容易遮盖小病变；②如果乳房体积偏小、肿块又靠近胸壁，有可能拍不到病变；③有一定的放射性，不适宜频繁检查；④检查过程中需要压迫乳房，少数患者会有不适感。

10.什么时候是乳腺 X 线摄影最佳检查时间?

绝经前妇女选择月经周期的第二个周(月经来潮后 7～10 天);绝经期妇女对检查时间不做特殊要求。

11.乳腺 X 线摄影辐射剂量大吗?

不大,每次乳腺 X 线摄影照射剂量应控制在 3.0 毫戈瑞以内,也就相当于 7 周正常生活接受的辐射量。

12.乳腺 X 线检查时为什么要对乳房进行挤压?

挤压不仅是诊断的要求,对受检者也有益处;压迫能更好地显示乳腺病变,而且由于减小了乳腺的厚度,辐射剂量也可大幅度降低。

13.如何减轻乳腺 X 线检查过程中的不适感?

部分患者会感到不同程度的疼痛,大多数都可耐受。患者提前了解检查的目的以及检查的过程可缓解紧张情绪,此外,检查时间应尽量避开月经前乳房胀痛明显的时期。

14.乳腺文身及膏药对乳腺 X 线摄影有影响吗?

有一定影响。文身颜料及膏药中可能会含有矿物质等,在 X 线图像中表现为类似钙化的高密度影,会干扰医生的诊断,检查前需告知医生。

15.乳腺皮肤赘生物对乳腺 X 线摄影有影响吗?

有一定影响。某些乳房皮肤病变在 X 线摄影图像中可能因重叠而被误认为乳腺实质病变,从而对诊断造成一定干扰。

16.隆胸术后可以做乳腺 X 线摄影吗?

可以做乳腺 X 线摄影,做之前患者最好能够提供有关假体材质的信息。

17.乳腺部分切除术后可以做乳腺 X 线摄影吗?

可以,但需患者提供相应病史。

18.乳腺全切除术后可以做乳腺 X 线摄影吗?

切除侧不可以做,但对侧可以正常检查。

19.备孕期、孕期和哺乳期可以做乳腺 X 线摄影吗?

准备在 6 个月内妊娠的妇女不宜做乳腺 X 线检查;同样,不建议孕期患者做该项检查,尽量选择没有辐射的检查。

哺乳期可以做乳腺 X 线摄影,但检查前需要将乳汁排空。

20.男性可以做乳腺 X 线摄影吗?

可以,检查方式与女性相同。

21.乳腺 X 线摄影检查中或结束后,医生为何又加拍了几张?

有些病灶由于位置特殊或者由于纤维腺体致密,常规摄影对于病变显示不良,需加拍其他辅助投照体位摄影以明确诊断。

22.乳腺 X 线摄影能检查腋窝吗?

常规投照可以显示腋窝的一部分,无法完整显示腋窝,但可以通过超声或 CT 检查观察腋窝病变。

23.诊断医生为何要对患者进行触诊?

这是为了尽可能多地获得临床资料,从而提高影像诊断的准确性,减少漏诊、误诊,以及辅助判断需不需要进一步加拍体位。

24.乳腺 X 线摄影报告中的 BI-RADS 是什么意思?

乳腺影像报告与数据系统,是全球通用的标准化报告系统。具体解释如下:

BI-RADS 0 为目前检查诊断不明,需要其他影像检查进一步评估。

BI-RADS 1 为检查无异常发现。

BI-RADS 2 为检查中发现肯定良性病变。

BI-RADS 3 为检查中发现的病变良性的可能性极大(98%),只有 2%的恶性可能,需要定期复查。

BI-RADS 4A 为检查中发现的病变恶性的可能性在 2%～10%,需要活检。

BI-RADS 4B 为检查中发现的病变恶性的可能性在 10%～50%,需要穿刺活检或切除活检进一步明确病变的良恶性。

BI-RADS 4C 为检查中发现的病变恶性的可能性在 50%～95%,需要积极的外科干预。

BI-RADS 5 为检查中发现的病变恶性的可能性在 95%以上,典型的恶性肿瘤表现。

BI-RADS 6 为检查中发现的病变已有病理证实为恶性。

25.什么是数字乳腺体层合成(DBT)?

数字乳腺体层合成(DBT)可通过多角度曝光得到多幅图像,重建出类似CT 的断面图像,可以减少图像的重叠,更好地显示病变。

26.DBT 的成像优劣势有哪些?

DBT 对病变的定位更准确,显示更清晰,可以提高诊断的准确性。然而,DBT 的射线剂量有一定程度的增加,检查时间也会延长,且对于极度致密纤维腺体型乳腺的部分病灶仍显示欠清。

27.什么是乳腺 X 线引导下的导丝定位?

乳腺 X 线引导下的导丝定位,就是将带有钩丝的导丝借助乳腺 X 线机放入乳腺病变的位置,临床医生根据钩丝的位置把病变切除。

28.X 线引导下导丝定位的适应证有哪些?

①X 线报告中存在 BI-RADS 4 类和 5 类的乳腺病变,尤其是临床不能触及的微小病灶(包括钙化、肿块、非对称致密及结构扭曲等);②X 线显示的临床不能触及的拟手术切除的其他病灶;③预测为手术过程中不能探及的小病灶(如活动性较大的小肿块);④其他需要定位穿刺的 X 线能显示的乳腺病灶。

29.X 线引导下导丝定位的禁忌证有哪些?

①有出血倾向、凝血机制障碍者;②不能耐受穿刺检查的危重患者;③乳腺假体患者;④月经期、妊娠期、哺乳期妇女不建议行此项检查。

30.什么是乳腺导管造影?

乳腺导管造影是指将造影剂注入乳腺导管内再行 X 线拍片的检查方法,目的是用来评估乳头溢液的病因。

31.乳腺导管造影的适应证是什么?

病理性乳头溢液,每侧乳腺单次只做单支导管造影,可分次造影。

32.乳腺导管造影的禁忌证有哪些?

①妊娠的第 6 及第 9 个月期间可能出现良性的血性溢液,并可持续到绝经期,不必做乳腺导管造影;②活动期的乳腺炎,乳腺导管造影可致炎症加重;③对碘过敏患者;④过度虚弱、焦虑、不配合患者;⑤严重乳头内陷或乳头、乳晕区曾有手术史的患者。

33.乳腺导管造影的并发症有哪些?

①操作过程中发生导管迷走神经反应;②造影剂外渗;③乳腺炎。

34.什么情况下需要做乳腺 MRI 检查?

①乳腺癌术前分期;②乳腺癌治疗的疗效评估;③高危人群筛查;④MRI 引导下穿刺定位或活检;⑤乳腺 X 线摄影及超声检查难以定性的病灶;⑥隐匿性乳腺癌;⑦乳房成形术后随访,假体植入物评估。

35.什么时候是乳腺 MRI 检查的最佳检查时间?

绝经前妇女月经周期的第二周(月经来潮后 7~10 天),绝经后妇女及已经确诊乳腺癌患者不做要求。

36.患者进行乳腺 MRI 检查应采取什么体位?

患者应取俯卧位,双乳自然垂入乳腺线圈内。

37.乳腺 MRI 检查的成像优势和劣势分别是什么?

优势:①无辐射;②多方位、多参数成像,对于疾病诊断的准确性更高;③可发现临床触诊、乳腺 X 线摄影及超声阴性的乳腺病变。

劣势：①乳腺 MRI 检查时间长；②检查费用高；③需要注射造影剂，造影剂会有相关的风险及禁忌证。

38.乳腺超声检查的优势和劣势分别是什么？

优势：①价格低廉，无辐射，可多次反复检查；②鉴别囊性与实性肿块的准确率可达 100%；③对于小结节的显示优于乳腺 X 线摄影；④超声引导穿刺活检准确便捷；⑤超声还可以了解腋窝和锁骨上的淋巴结有没有转移。

劣势：超声对很多微小钙化灶及结构扭曲难以分辨清楚。

39.患者做乳腺超声检查应采取什么体位？

患者一般取仰卧位，双手上举或呈外展位，充分暴露乳腺和腋窝等部位。

40.乳腺超声引导下穿刺活检的适应症有哪些？

①乳腺超声报告 BI-RADS≥4 类；②乳腺超声报告 BI-RADS 3 类且合并乳腺癌家族史或其他乳腺癌高危因素；③具有乳腺癌新辅助治疗指征；④需要进行病理学分类的乳腺良性疾病。

41.乳头溢液或者反复破溃结痂，需要做乳腺相关的影像学检查吗？

需要，因为乳腺内可能存在良性或恶性病变，需要借助影像学检查方法检出或者排除病变。

42.对于病理已经证实为乳腺癌的患者，为何还要做很多影像学检查？

一个乳房中的癌灶可能不止一个，对侧乳房也有患癌的可能性，甚至还有可能伴有局部或者远处转移，完善的影像学检查便于综合评估病情，准确对肿瘤分期，利于临床针对肿瘤进行精准治疗。

（谭茹　徐菡　赵国华）

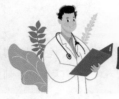

腹部实质脏器与影像学检查

肝脏疾病的影像学检查

1.肝脏最常用的影像学检查方法有哪些?

肝脏最常用的影像学检查方法有超声、CT 和 MRI 检查。

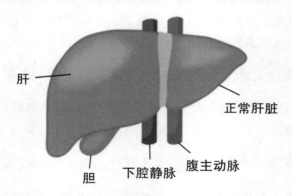

肝

正常肝脏

胆　下腔静脉　腹主动脉

2.超声、CT 和 MRI 影像学检查,对肝脏病变的诊断有什么区别?

超声检查的优点是无创、便捷,但是腹腔脏器和气体会对超声成像造成干扰,影响诊断的准确率,同时超声检查对操作医师技术水平的依赖度高。

CT 检查图像分辨率更高,能够更加敏感地识别脏器的疾病,缺点是 CT 是利用 X 线成像,对人体会造成一定辐射。

MRI 检查的软组织分辨力最高,而且 MRI 图像多序列成像,能够为分辨正常组织与病变组织提供更多的信息,缺点是对患者的依从性和配合度有较高的要求,并且成像时间较长。

3.肝脏增强 MRI 检查为什么用时较长?

肝脏增强 MRI 检查大体上可以分成平扫序列和增强序列两部分。平扫序列包括 T1、T2、同反相位、DWI 及 MRCP 等;增强序列包括动脉期、门脉期、平衡期、延迟 5 分钟和 10 分钟、肝胆特异期等;其中,有的序列还需要扫描轴位和冠状位等多个方位的图像。在患者配合度高的前提下,每个序列从定位到扫描完成需要 2～3 分钟,所以,完成肝脏增强 MRI 检查扫描需要的时间比较长。

4.肝脏影像检查报告单上的"S1、S2、S3、S4、S5、S6、S7、S8"是什么意思?

这是肝脏的分段的描述。根据肝脏的功能单位和解剖学特点,临床诊疗中公认的肝脏分段方法,把肝脏分成 8 个段,即 S1～S8 段。

5.乙肝患者定期做肝脏影像检查有什么作用?

乙肝患者定期进行影像检查,可以观察患者有没有肝硬化,肝内有没有肿瘤等,为乙肝患者随访和治疗策略的制定和调整提供重要的参考。

6.诊断肝血管瘤是做 CT 检查还是 MRI 检查?

CT 检查和 MRI 检查对于典型肝血管瘤的诊断准确率都非常高。CT 检查比较快捷,一般会优先选择增强 CT 检查。如果是不典型血管瘤,CT 检查不能准确诊断时,就需要再做增强 MRI 检查,MRI 的多序列成像对肝血管瘤的诊断能够提供更多信息,提高对肝血管瘤诊断的准确率。

7.影像检查能确定脂肪肝的严重程度吗?

影像学检查可评价脂肪肝的严重程度。超声通过肝脏回声的特点,可大体评估脂肪肝的严重程度。同样,CT 检查可以通过测量 CT 值来确定脂肪肝的严重程度。以肝脏的 CT 值与脾脏的 CT 值的比值为评价标准:比值在 0.7～1 为轻度脂肪肝;比值在 0.5～0.7 为中度脂肪肝;比值＜0.5 时为重度脂肪肝。

8.CT 检查报告提示的肝脏钙化灶是什么?

肝脏钙化灶在 CT 图像上表现为极高密度的结节灶,可能是肝脏之前受过损伤或有出血等,吸收之后局部钙盐沉积造成的。

9.肝脏异常密度(信号)灶一定是肝癌吗？

不是的。肝脏很多疾病可表现为异常密度(信号)灶,对于它的良恶性,需要结合其他影像学特征,甚至是病理学检查进一步确定病变的性质和类型。

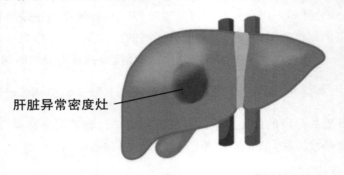

肝脏异常密度灶

10.哪种影像检查对于早期肝癌的发现和诊断最敏感？

MRI 通过其多参数、多序列的成像,能够为早期肝癌的发现和诊断提供更多信息,是目前最敏感的影像检查手段。

11.CT 和 MRI 检查对肝硬化或慢性肝病的诊断有哪些作用？

CT 和 MRI 检查可以用来评估是否存在肝硬化或慢性肝病,以及它的严重程度和并发症,还可以早期发现肝癌。

12.肝硬化在影像检查上有哪些特点？

一是肝脏外形的改变,例如肝脏表面凹凸不平、肝裂增宽、肝叶比例失调等。二是肝实质质地的改变,肝实质呈弥漫粗颗粒状改变。三是肝脏的循环出现问题,例如门静脉增粗、食管和胃底出现静脉曲张。四是肝功能的改变,例如由于白蛋白降低而出现的腹腔积液、胸腔积液等。

13.肝病的患者,应做 CT 还是 MRI 检查？

对于慢性肝病的诊断效能,MRI 略优于 CT。但是实际工作中需要考虑到设备的普及率、患者的配合度等,CT 和 MRI 都是可以选择的检查方法。

14.影像检查报告提示"肝内不典型增生结节"是肝癌吗？

不典型增生结节是肝细胞癌的癌前病变,也就是说不典型增生结节,部分可能进一步发展为肝癌,需要密切随访观察。

15.什么是小肝癌? 其有什么影像学特点?

小肝癌是指单个肝癌结节直径<3厘米,或相邻两个结节的直径之和<3厘米。小肝癌的典型表现是增强 CT/MRI 检查表现为"快进快出"的强化方式。

16.肝脏影像检查报告提示"快进快出"是什么意思?

"快进快出"是增强 CT/MRI 图像上病灶的一种强化方式,表现为增强扫描的早期病灶强化程度高于肝背景,到门脉期或者平衡期(延迟期)病灶强化程度低于肝背景。"快进快出"也是小肝癌、结节型肝癌以及巨块型肝癌的典型的强化方式。

17.肝癌结节射频消融术后,哪种影像检查能够判断是否有肿瘤存活呢?

肝癌结节射频消融术后,增强 CT/MRI 检查能够有效地评估消融效果,判断是否有肿瘤存活;强化 MRI 具有更高的软组织分辨率和多序列成像的特点,能反映病变内的组织学特点,其对肿瘤是否存活的敏感度和特异度更高。

18.为什么超声检查提示胆系结石,CT 平扫反而是正常的呢?

胆结石常见三种类型,分别是胆固醇结石、胆色素结石和混合性结石。由于成分不同胆结石的密度也是不同的,如果结石的密度与胆汁相近,就可能出现 CT 平扫无法显示的情况。而等密度的胆结石在超声检查中,可以表现为典型的强回声团伴声影。

19.胆结石患者什么情况下要考虑做 MRI 检查?

有些胆结石在 CT 图像上是等密度的,如果这种等密度结石进入胆管,CT无法显示结石的位置。而超声检查受肠道气体影响,很多时候对胆管结石的显示受限。此时,患者就需要做 MRI 检查,包括磁共振胰胆管成像(MRCP),对胆管结石的位置及胆系梗阻情况进行无创评价。

20.哪种影像检查最有助于鉴别胆管狭窄的性质呢?

MRI 检查最有助于鉴别胆管狭窄的性质。MRI 检查的多序列、多参数成像及 MRCP 能够更好地显示胆管狭窄段的长度、形态及相应胆管壁的情况。MRI

检查独特的扩散加权成像（DWI）对鉴别胆管的肿瘤性质与炎性狭窄有重要价值。

21.做肝脏 CT/MRI 检查时，患者为什么要憋气？

肝脏属于腹腔脏器，随着呼吸运动，肝脏的位置也是移动的。进行肝脏 CT/MRI 检查时，为了避免呼吸运动造成的图像伪影，医生会要求患者憋气来配合扫描，以提高图像质量。

22.做完肝脏增强 MRI 检查，为什么有的患者过一个半小时还要再扫描一次？

现在许多医院进行肝脏 MRI 增强扫描时使用的是一种肝细胞特异性对比剂，这种对比剂的大部分与传统对比剂一样会经肾脏排泄，而它的一小部分会在注射后约一个半小时经肝脏排泄。此时，再进行一次扫描，获得的是肝胆特异期图像，对肝脏疾病的诊断及鉴别诊断有重要价值。

23.肝功能不全的患者能做增强 MRI 检查吗？

增强 MRI 检查使用的是钆对比剂，对肝功能的影响较小，一般肝功能异常患者也是可以进行检查的。

24.肝动脉化疗栓塞术后，进行 CT 平扫检查，能否评价治疗效果？

不能，CT 平扫只能评价肿瘤内碘油的沉积情况，无法显示术区组织血供情况，而是否有异常的肿瘤血供是评价治疗效果的关键。

25.肝脓肿需要穿刺引流时，应用哪种影像学检查方法引导比较好？

一般通过超声引导进行肝脓肿的穿刺引流。超声引导无辐射、使用便捷，能够多角度成像确定体表与脓腔之间能避开腹腔内其他脏器的直接路径。

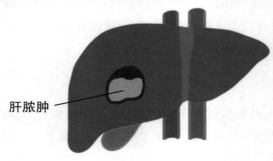

肝脓肿

26.怀疑肝脏转移瘤的患者,为什么做了强化 CT 还需要进一步做增强 MRI 检查?

肝脏转移瘤由于原发肿瘤不同,可以有不同的影像表现,在增强 CT 图像上肝脏转移瘤有时与血管瘤、肝脓肿、肝囊肿等不易鉴别,而增强 MRI 检查可以提供更多的病变信息,有利于转移瘤的鉴别诊断。

27.肝脏增强 CT 和门静脉成像是同一个检查吗?

不是。门静脉成像是在增强 CT 扫描门脉期原始图像的基础上,通过 MPR、MIP 的后处理技术,对门静脉及其主要分支、属支,以及可能出现的侧支循环等进行成像的技术。

（黄召勤　辛颖慧　李旭）

胰腺疾病的影像学检查

1.为什么超声不是诊断胰腺肿瘤的首选检查方法?

超声具有无放射性、成本低、无创、操作简单等优势,但由于胰腺的解剖位置深,体积小,受胃肠道气体阻挡影响比较大,而且周围毗邻脏器众多,所以超声对于许多胰腺微小病变的显示存在局限性。

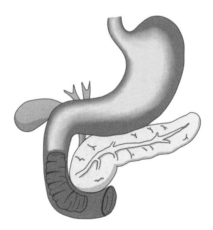

正常胰腺及毗邻脏器

2.胰腺部位的 CT 检查比 MRI 检查时间短且便捷，为什么不能完全取代 MRI 检查？

CT 是通过不同组织间的密度差异成像的，在密度差异较大的组织病变中显影较为有优势，对于密度差异小的病变显影则具有局限性。而 MRI 依靠的是组织内的氢质子含量，在外磁场的作用下进行多序列成像，反映组织内的成分、细胞密集程度等。CT 与 MRI 两者各有优势，对于许多疑难病及微小病变的鉴别，CT 与 MRI 提供的信息相辅相成，两者不可相互替代。

3.做胰腺 MRI 检查一般需要多长时间？

MRI 检查耗时较 CT 长，且成像序列较多，一般患者配合度好的情况下完成胰腺磁共振平扫需要 15 分钟左右，若是增强检查则需要 20 分钟左右；对于一些需要评估胆系或胰腺疾病是否累及肝脏的情况，则需要使用特殊造影剂在常规序列检查完后 90 分钟再回到检查室完成肝胆期的扫描。

4.为什么做胰腺 MRI 检查需要长时间频繁屏气？

在胰腺 MRI 检查过程中，部分检查序列需要屏气，原因是 MRI 检查耗时较长，每一个序列检查需要时间从几秒到几十秒不等，如果在腹壁运动的过程中进行 MRI 扫描，往往会产生运动伪影，影响 MRI 成像的清晰度。所以胰腺 MRI 检查的患者在检查过程中需要多次屏气。

5.胰腺影像学检查结果为什么需要等待？不是仪器自动出结果吗？

无论 CT 还是 MRI 的胰腺影像学检查结论都需要至少两名专业医师对大量图像综合分析结合临床症状及生化指标得出诊断，因此耗时较长。目前医疗水平是无法通过仪器自动出具影像学检查结果的，所以需要等待结果。

6.胰腺炎患者为什么有时候影像学检查是正常的？

胰腺炎在发病最初期或程度较轻的情况下，是可以没有异常影像学表现的。随着病情的进展及发病时间的推移，胰腺肿胀、胰腺周围渗出等胰腺炎影像学表现就逐步显现出来了。

7.胰腺炎治疗过程中,为什么需要影像学复查?

胰腺炎治疗过程中影像学检查是对胰腺组织恢复程度、胰腺周围渗出性改变的吸收情况,以及腹腔内积液、胸腔积液、腹膜炎等并发症最直观的检查方式,对于病情预后及治疗状况的评估具有重要意义,所以胰腺炎治疗过程中影像学复查必不可少。

8.胰腺 CT 检查会加剧胰腺炎症状吗?

胰腺 CT 检查一般不会加剧胰腺炎症状。CT 检查是一种相对无创的影像学检查手段,辐射剂量低于人体安全承受剂量,即使是增强 CT 使用的对比剂也是通过肾脏排泄,不会增加胰腺的负担。

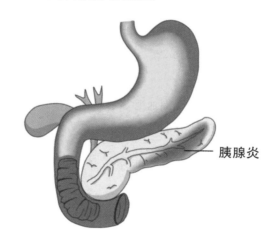

胰腺炎

9.为什么自己没有得过胰腺炎,影像学报告却诊断为慢性胰腺炎?

慢性胰腺炎是由于各种因素造成的胰腺组织和功能的持续性、永久性损害。其发病不如急性胰腺炎骤急、凶险,多数情况下患者因腹痛等症状可以耐受而不重视,意识不到是胰腺炎性病变。

10.早期发现胰腺癌的最佳影像学检查方法是什么?

早期胰腺癌病变往往较小且没有临床症状,病变与正常胰腺组织分界不清。MRI 检查的软组织分辨率高,对胰腺微小病变的显示有明显优势,所以它是胰腺癌的首选影像学检查方法。

11.影像学检查能准确判定胰腺肿瘤的良恶性吗?

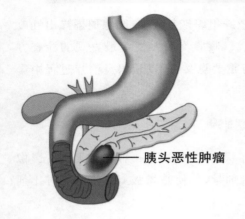

胰头恶性肿瘤

影像学检查可以较为准确地提供胰腺肿瘤的大小、形态、边界、强化程度及与邻近结构分界情况等的丰富信息,对于鉴别肿瘤的良恶性意义重大。但是影像学检查毕竟是一种辅助检查方式,不可能做到100%明确诊断,目前来说,唯一能准确判定胰腺肿瘤良恶性的手段只有病理学检查。

12.哪些影像学征象提示胰腺囊性病变有恶变可能?

如果胰腺囊性病变出现囊壁不均匀增厚;内部出现厚薄不均的分隔、结节且伴有强化;病变内实性成分增多且强化不均匀;病灶短期内迅速增大伴有肿瘤标记物的异常;囊性病变累及周围血管、结构,周围见到增大的环形强化淋巴结等征象时,往往提示囊性病变有恶变危险。

13.平时血糖正常,经常出现低血糖症状,有可能是什么病? 哪种影像学检查检出率更高?

平时血糖正常,经常出现一过性的低血糖症状,很有可能是患有胰岛细胞瘤,胰岛细胞瘤是胰腺常见的神经内分泌肿瘤之一。对于怀疑胰岛细胞瘤的患者,胰腺 MRI 增强检查是首选检查方法。

14.影像学检查提示胰管扩张的原因是什么?

胰管扩张是胰腺异常的影像学表现之一。临床上引起胰管扩张的原因有很多,有良性疾病,也有恶性肿瘤。常见的原因包括胆总管下段结石、十二指肠乳头癌、胰头癌、慢性胰腺炎、胰腺囊腺瘤以及胰管结石等,也有可能是先天性的胰胆管汇合异常等解剖异常因素所导致的。因此,胰管异常患者需要进一步进行强化 CT 或强化磁共振检查来明确原因。

15.糖尿病患者做胰腺 CT 增强检查前需要停止服用二甲双胍吗?

二甲双胍是目前治疗糖尿病的常规药物,二甲双胍进入人体后,很少与体内血浆蛋白结合,不经肝脏代谢,主要由肾脏排泄,如果在肾功能减退时服用该药,可在体内大量积聚,引起高乳酸血症或乳酸性酸中毒。同时,二甲双胍本身也可引起肾脏血管强烈收缩,从而加重肾脏损害,增强 CT 使用的是含碘对比剂,这些含碘对比剂也是通过肾脏排泄,两种药物对肾脏损害的叠加,有可能造成急性肾小管坏死,导致肾衰竭。因此,进行 CT 增强扫描检查前常规需要停用二甲双胍 48 小时以上。

(黄召勤　辛颖慧　李旭)

肾脏的影像学检查

1.肾脏的影像学检查包括哪些?

腹部 X 线平片(KUB)、超声检查、CT 检查(包括平扫及增强扫描)、MRI 检查(包括平扫、增强扫描及特殊序列如 DWI、MRU)、ECT(如核医学肾脏动态显像)。

健康成年人在进行体检时,首选肾脏超声检查,该检查简便易行又经济实惠,对身体没有任何损害。肾脏超声检查是通过肾脏的回声来探测肾脏的形态结构,包括有无囊肿、结石甚至有无肿瘤性的病变,肾盂及输尿管是否通畅。对于一些特殊人群,如瘦高体型人群,该检查可判断有无肾下垂、游走肾。但是肾脏超声不能很好地评价尿液成分及轻度的肾功能异常,需要结合小便和血的检查来反映肾脏功能的情况。

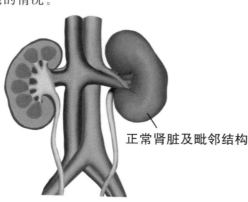

正常肾脏及毗邻结构

2.肾脏影像学检查的注意事项有哪些？检查前需要做什么准备？

KUB 检查：常规要求患者在检查前日晚上口服泻药，排便后于上午检查。但是有时候为急症患者，常无特殊准备就可直接拍摄。

超声检查：通常检查前要求适当憋尿后检查，检查时配合医生要求屏气。

CT 检查：患者在检查前约 1 周内不能做胃肠道钡餐检查。若为增强 CT 应在检查前 3～4 小时禁食。

MRI 检查：除常规 MRI 检查的注意事项外，做 MRI 肾脏检查时需要配合吸气、憋气，所以患者在检查前可适当进行憋气训练。

3.泌尿系结石常见的影像学检查方法有哪些？各有什么优缺点？

KUB 检查：其优点为便宜，方便。其缺点为不能发现 X 线阴性结石，如尿酸结石；定位不准确，容易受到肠道胀气、体型、肠系膜钙化淋巴结及腹腔其他钙化的影响。因此，KUB 常规用于术后复查，不作为首诊检查。

超声检查：其优点为价格便宜且无辐射，检查方便，可以重复检查、反复观察，可发现阴性结石。其缺点为受医生水平的影响以及设备的影响，无法准确评估肾脏结石的大小、数量及形态。

CT 检查：其优点为可准确评估结石的位置、数量、大小及形态，即使是不透 X 线的结石大部分也可以发现；敏感性及特异性高；图像客观，易于对比复查。其缺点为有电离辐射，费用较高。

4.为什么需要测量 CT 值及评估结石的大小？

CT 值可以表示肾结石的密度或者说坚硬程度，CT 值的测量能帮助判断结石的成分，为治疗方案的选择提供帮助。一般尿酸结石的密度较低、CT 值较小，草酸钙、磷酸钙结石密度较高、CT 值较大。

通常临床上将结石的大小较为简单地划分为 1 厘米及以下、1～2 厘米、大于 2 厘米三类。通常医生需要根据结石的 CT 值、大小及位置选择合理的治疗方案。

5.肾炎、慢性肾病患者应做什么影像学检查？

超声检查为首选的影像学检查方法，可以通过测量肾脏体积大小，实质厚度以及肾脏实质回声的变化，间接了解肾脏病变程度。CT 检查只能反映肾脏体积大小，其他方面帮助较小。MRI 检查可评估肾炎及肾病患者肾脏功能变化情况。ECT 检查可了解单侧肾功能的变化情况。由于造影剂都经过肾脏代谢，对肾脏有潜在的损伤，所以对于肾炎及肾病的患者，应尽量避免进行增强扫描。

6.临床诊断的肾炎与影像报告里的肾脏炎性病变一样吗？

临床诊断的肾炎是指由免疫介导的、炎症介质（如补体、细胞因子、活性氧等）参与的，最后导致肾固有组织发生炎性改变的一种免疫性疾病。而影像报告里的肾脏炎性病变是细菌或病原微生物直接损伤肾脏，造成局部炎症反应。两者是截然不同的两种病，治疗方案完全相反。

7.慢性肾病患者能做增强 CT 检查吗？

增强 CT 检查是用碘对比剂注入静脉后，再进行 CT 扫描的检查，可以提供病变定位、定性及治疗决策等非常有价值的信息，是临床常规的影像检查技术。

对已有肾功能不全的患者，若应用含碘对比剂，会面临较大的肾损伤风险，严重时可能导致对比剂急性肾损害的发生，肾功能急剧恶化。根据中华放射学杂志最新的《肾病患者静脉注射对比剂应用专家共识》，肾功能不全患者能不能做增强 CT 检查需要看患者的肾功能（eGFR）水平。因此，对于慢性肾病患者推荐在做增强 CT 检查前测量血清肌酐水平以评估 eGFR。

8.肾功能异常的患者适合做增强 MRI 检查吗？

增强 MRI 检查需要使用特异性的钆对比剂，结合钆对比剂临床安全性应用专家建议，对于 4、5 期慢性肾脏病、急性肾损伤、透析患者，禁用中高危类钆对比剂，慎用低危类钆对比剂；对于 3 期慢性肾脏病患者，慎用高危类钆对比剂，推荐中低危类钆对比剂；对于 1、2 期慢性肾脏病患者，所有类型钆对比剂均可使用。因此，对于肾功能存在异常的患者，在行增强 MRI 检查前，要如实告知医生病情，医生在综合患者肾功能情况后再决定是否进行增强 MRI 检查。

9.正在做肾透析的患者适合进行增强 CT 或强化 MRI 检查吗？

对进行透析的无肾功能的患者可以使用静脉碘对比剂，不建议进行紧急透析，但碘对比剂的使用可以与预定的血液透析或血液滤过同步。对有残留肾功能的维持性肾透析患者，如果临床需要保留残余肾功能，不建议进行增强 CT 检查。

对于进行持续性透析的患者，应将增强 MRI 检查安排在透析前。慢性透析的终末期肾病患者在接受钆对比剂注射后 3 小时内进行血液透析,在 24 小时内进行第二次血液透析。

10.什么是碘对比剂引起的急性肾损害?

患者在做增强 CT 检查时,需要通过静脉注射含碘对比剂,该对比剂具有潜在的肾毒性,可增加肾功能受损的风险。对比剂引起的急性肾损害是明确的碘对比剂所导致的急性肾损害,是指使用碘对比剂后发生的肾功能突然恶化。

11.影像报告提示肾脏肿瘤,就一定是恶性的吗?

答案是否定的。肾脏肿瘤包括良性肿瘤、恶性肿瘤,而有些肾脏的恶性肿瘤与良性肿瘤在影像上也很难分辨。另外,由于影像上存在异病同影的情况,比如,有些非肿瘤性病变,如果长成肿块样也可能误诊为肿瘤。

12.肾脏肿瘤患者为什么术前还需要进行 CTA 检查?

肾脏肿瘤患者术前进行肾动脉 CTA 检查,一方面是由于肾动脉变异的发生率非常高,如果术前对动脉评估不足,容易造成手术中的医生误切或意外损伤,增加大出血等并发症的发生概率。另一方面,肾动脉 CTA 检查对评估肾动脉粥样硬化及血管狭窄程度具有较大价值,可为手术医生选择血管夹闭部位提供帮助。此外,CTA 能清晰显示肿瘤的供血动脉,对行介入栓塞术治疗的患者提供帮助。

13.X 线摄片提示肾脏体积增大,该怎么办?

X 线检查仅能观察肾脏大小及外形的改变,对肾实质病变的发现及定性存在限度。所以当 X 线摄片提示肾脏体积增大时,患者需进一步的超声、CT 或 MRI 检查,以寻找造成肾脏体积增大的原因。

14.肾脏囊肿体积增大时应做什么影像学检查?

肾囊肿体积增大应该引起患者重视,需要进一步行增强 CT 检查或增强 MRI 检查,以了解囊壁有没有增厚、结节及异常强化,有没有囊肿合并感染或出血,从而帮助判断囊肿有没有发生恶变。

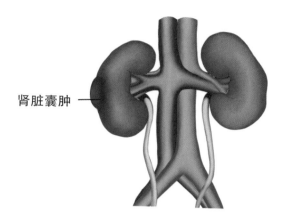

肾脏囊肿 ——

15.什么是复杂囊肿?

肾囊肿是指肾上类圆形的囊腔,腔内充满液体。影像报告为复杂囊肿通常指囊肿壁出现钙化、囊壁的增厚、囊肿内的分隔、囊肿出血或合并感染等情况。尽管肾复杂囊肿大部分属于良性病变,但很少一部分可能是多房囊性肾瘤或肾细胞癌。一般通过囊肿 Bosniak 分级进行评价,分级为Ⅰ、Ⅱ级提示为良性,不需要手术或随访检查;ⅡF 则需要定期复查;Ⅲ级则良性、恶性均有可能,需要综合评估进行穿刺或者手术治疗;Ⅳ级提示为恶性肿瘤,建议手术。

16.什么是肾积水?

肾积水是由于泌尿系统的梗阻导致肾盂与肾盏扩张,其中潴留尿液。影像报告的肾积水是对肾盂扩张的一种描述,通常是因为下游泌尿系统的梗阻或者周围病变压迫输尿管造成的。影像检查除了可提示肾脏积水外,最重要的是判断下游梗阻的位置及原因。输尿管的结石、炎症、肿瘤或周围的病变压迫输尿管均可以造成肾积水。

17.为什么有些肾脏疾病影像报告结论是建议复查而不是直接治疗?

因为不是所有的疾病都需要治疗,定期复查即可。例如,小的结石可以自行排出,复查时可能会消失;或复查后考虑是单纯囊肿且不会影响肾正常功能时也不需要特殊处理。

18.肾脏放射性核素显影是什么? 有什么作用?

放射性核素检查是利用放射性核素及其标记化合物对疾病进行诊断和研

究的一类方法。肾脏放射性核素检查的作用是检测肾功能和尿路排泄情况,反映肾脏功能有没有减退,尿道排泄是否通畅,有没有梗阻等。

(黄召勤　辛颖慧　李旭)

肾上腺的影像学检查

1.如何选择针对肾上腺的影像学检查方法?

健康者常规体检时应用超声检查腹部脏器。但是肾上腺体积较小、位置较深,受腹腔肠气等的影响,很难观察仔细。因此,对于有难治性高血压或者其他可能与肾上腺病变相关临床症状者,建议加做肾上腺薄层 CT 扫描。

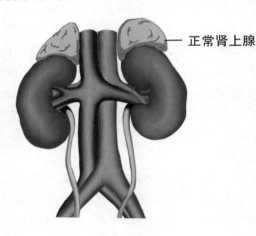

正常肾上腺

2.肾上腺 CT 检查的适应证有哪些?

肾上腺是人体重要的内分泌腺,能产生多种激素。当患者出现肾上腺功能亢进或功能低下相关的临床征象及实验室检查结果时,应常规行肾上腺 CT 检查。

3.怀疑肾上腺病变时,CT 图像为什么需要后处理重建?

肾上腺体积较小,形态因人而异,即使同一肾上腺在不同层面上也表现各异,在横轴位层面表现各异,尤其在边缘或反折处容易误认为是肾上腺的增粗、结节等,所以需要后处理重建,从不同角度、不同方位显示肾上腺形态的变化,判读有无细小的病变。

4.什么是肾上腺结节?

肾上腺结节是肾上腺结节样增粗,或异常强化,是否需要治疗则须综合评估结节是否有功能(分泌激素)及结节的良恶性。肾上腺结节中绝大部分为良性肿瘤,且大部分为无功能腺瘤,所以当发现肾上腺结节时,应进一步检测血尿儿茶酚胺及其代谢产物的水平,来帮助判断有无内分泌功能;并结合增强 CT 或 MRI 鉴别肾上腺肿瘤的良恶性。

5.如何解读肾上腺肿块?

肾上腺的肿块大部分为体检或其他检查时偶然发现,无功能的病变最为多见,且绝大多数是良性。增强 CT 或 MRI 检查是鉴别肾上腺肿瘤良恶性以及病理类型的重要检查手段。所以,发现肾上腺肿块的患者一般需要进行增强 CT 或 MRI 检查。

(黄召勤　辛颖慧　李旭)

脾脏的影像学检查

1.检查脾脏最常用的影像学方法有哪些?

脾脏位于左上腹的后部,上方为横膈,内侧为胃底,外邻胸壁。检查脾脏疾病最常用的影像学方法是超声、CT 和 MRI 检查。

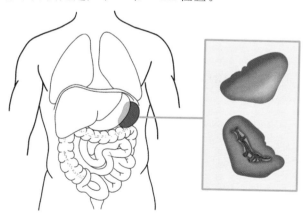

正常脾脏及毗邻脏器

2.X 线平片上能显示脾脏吗？

常规 X 线检查不能显示脾实质，仅可显示钙化灶，因此 X 线对脾的检查价值非常有限。

3.影像学评价脾脏增大的标准是什么？

通常 CT 横断面上脾脏外缘超过 5 个肋单元应考虑脾脏增大；若在肝脏下缘已经消失的层面上还能看到脾脏，也应考虑有脾脏增大。

4.针对脾脏占位性病变，CT 和 MRI 的检查效果哪个更好？

由于脾脏在 T2WI 上呈高信号，因此对于脾脏的占位性病变 MRI 的检查效果不如 CT；MRI 对脾脏的钙化病灶的显示也不够敏感。

5.游走脾的影像学表现是什么？

脾位于正常位置以外的腹腔内其他部位，称之为游走脾或异位脾。CT 和 MRI 可清楚显示异位脾的位置与形态，其密度或信号以及强化表现与正常位置脾相同。

6.副脾的典型影像表现有哪些？

在 CT 和 MRI 检查中，副脾一般都较小，通常位于腹部左侧、脾门附近，高于肾门。副脾与正常脾无论密度、信号强度及其对比增强程度均相同。

7.无脾综合征与多脾综合征的典型影像表现有哪些？

无脾综合征的 CT 和 MRI 检查表现：除发现脾缺如外，还可见其他脏器特别是心血管畸形。

多脾综合征的 CT 和 MRI 检查表现：多个脾块，脾的数目可为 2～6 个，可合并有下腔静脉肝内段中断，血液经奇静脉回流，可清楚显示脾的数目、大小、部位以及心、肺、胃肠道的先天畸形。

8.种植脾综合征的典型影像表现有哪些？

CT 和 MRI 上密度、信号和正常脾相似，增强动脉期缺乏正常脾组织花斑状强化的征象，动脉期及门静脉期均呈均匀强化。

9.脾弥漫性病变的影像表现有哪些？

X 线检查表现：脾增大明显时可致左侧横膈升高，胃泡右移，结肠脾曲下移。

胃肠道造影表现：显示肿大脾对胃肠道的压迫、推移情况。

CT 和 MRI 检查表现：可直接显示脾增大的程度、形态、密度或信号变化及脾周围的情况。

10.脾脓肿的影像表现有哪些？

CT 检查表现：脾脓肿早期表现为脾弥漫性增大，密度稍低但均匀。当发生组织液化坏死后，平扫可见单个或多个低密度灶，境界清或不清。其形态呈圆形或椭圆形，大小不等。增强后脾实质和脓肿壁强化，液化区无强化。在正常脾实质和脓肿壁之间有时可见低密度水肿带。部分病例脓肿区内可见小气泡或者小气-液平面，为脾脓肿的特征性表现。

MRI 检查表现：平扫脾脓肿的脓腔表现为 T1WI 低信号和 T2WI 高信号，病灶周围可见 T1WI 低信号和 T2WI 高信号的水肿带，DWI 及 ADC 图示脓腔扩散受限，增强同 CT 增强表现。

11.脾囊肿的影像表现有哪些？

CT 检查表现：平扫见脾内圆形低密度区，边缘光滑，密度均匀并接近水的密度，增强后病灶无强化。脾囊肿多为单发，也可多发。

MRI 检查表现：T1WI 呈低信号，T2WI 呈高信号，边缘光滑锐利，增强扫描无强化。

12.脾血管瘤的影像表现有哪些？

CT 检查表现：典型的脾血管瘤类似肝脏血管瘤。平扫病灶表现为边缘清晰的低密度区，常有多发点状钙化，增强扫描病灶周围可见模型结节状增强，其后逐渐向中央填充，延迟扫描多能完全充填，与正常脾实质密度一致。

MRI 检查表现：T1WI 信号稍低于正常脾组织，T2WI 呈显著高信号，病灶增强表现同增强 CT 检查。

13.脾淋巴瘤的影像表现有哪些？

CT 检查表现：弥漫肿大型仅可见脾大，粟粒型因肿瘤太小致 CT 不能显示。

多发结节和孤立肿块两型CT除显示脾大外,还可见脾密度不均,有单发或多发低密度肿块,边缘模糊不清。增强扫描后肿块与正常脾组织密度差别增大,病变显示更清楚。全身淋巴瘤脾浸润者CT还可见脾门及腹膜后淋巴结肿大。

MRI检查表现:平扫可仅表现为脾大,也可发现脾内单发或多发混杂信号圆形结节或肿块,边界不清。增强肿块轻度强化,信号较正常脾实质低,典型者呈"地图样"分布,可见脾周或其他部位淋巴结肿大。

14.脾转移瘤的影像表现有哪些?

CT检查表现:其为低密度肿块,增强扫描后肿块显示更清楚。肿块本身强化与否取决于原发肿瘤是否富血供。

MRI检查表现:单发或多发肿块,T1WI呈低信号,T2WI呈稍高或高信号,如中心坏死,可见中心性高信号,病灶增强表现同增强CT检查。

15.脾梗死的影像表现有哪些?

CT检查表现:脾梗死早期表现为脾内三角形低密度影,基底位于脾的外缘,尖端指向脾门,边缘可清或略模糊。增强扫描后病灶无强化,但轮廓较平扫时清楚。

MRI检查表现:对脾梗死检出较敏感,急性和亚急性期梗死T1WI呈低信号,T2WI呈高信号。慢性期由于梗死区有瘢痕组织和钙化形成,在T1WI和T2WI上均呈低信号改变。

16.脾破裂患者为什么要复查?

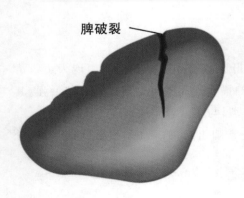

脾破裂

最初(1～2天内)脾血肿的密度近似于脾的密度,增强CT显示脾实质强化而血肿不增强,形成明显密度或信号差异,因此对在平扫图像上呈等密度的血肿CT增强扫描为重要的补充检查手段。

延迟脾破裂在损伤后早期CT扫描无明显脾损伤的征象,所以需动态观察。

(黄召勤 辛颖慧 李旭)

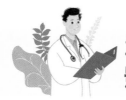

消化系统及腹膜后疾病的影像学检查方法

1.各种常见影像学检查在消化道病变的诊断中有什么优缺点？

消化道是一条起自口腔，延续为咽、食管、胃、小肠、大肠，终于肛管的很长的肌性管道，包括口腔、咽、食道、胃、小肠（十二指肠、空肠、回肠）、大肠（盲肠、阑尾、结肠、直肠）和肛管等部。消化道是人身体的空腔脏器，其内可含有气体、液体和食物经过不同消化阶段所形成的物质。消化道病变种类很多，有功能性的，也有器质性的。

针对不同疾病，不同检查方法的作用也各不相同。腹部平片是不用引入任何造影而拍摄的腹部照片，当腹腔内有游离气体出现，肠腔内气体、液体增多或肠管有扩张时，就会出现密度高低的差别而在照片上显示出来。腹部平片检查费用低，检查方法简单，辐射剂量也非常低，可作为急诊腹痛（怀疑肠梗阻、胃肠道穿孔等消化疾病）的首要检查方法。该检查方法提供的信息相对有限，在不能发现特征性影像表现以供诊断的时候，需要做进一步检查。

消化道造影是通过吞食显影剂同时在 X 线透视下观察消化道情况的检查方法。其检查费用低，但检查方法相对复杂，辐射剂量相对较高，主要作为食管、胃及十二指肠的功能性疾病、炎症或肿瘤，以及相关疾病术后复查等的检查方法，对于早期肿瘤的诊断价值有限。

CT 扫描是消化道疾病诊断中最常用的影像检查方法，根据不同诊断需求其具体检查方法有所差异，可简单也可较为复杂，检查费用相对较高，辐射剂量相对较高，是消化道肿瘤的术前主要检查方法之一。其对于早期肿瘤的发现和诊断有一定限度，但可对已经确诊后的肿瘤进行术前分期。

MRI 检查对消化道疾病本身的诊断价值有限，一般不作为首选检查方法，主要在腹部其他实质性脏器病变（如明确肝脏病变是否为转移瘤）的诊断中具备较高价值，是消化道肿瘤术前分期或鉴别诊断的备选检查方法。MRI 检查过程相对复杂，费用较高，但没有辐射。

　　内镜检查是消化道疾病诊断中的重要检查方法之一，可用于食管、胃、十二指肠、大肠（盲肠、结肠、直肠）疾病的诊断，尤其对于炎症、早期或微小病变的发现和诊断优于其他检查方法，检查的同时进行活检能达到病理学诊断的目的。内镜观察消化道腔内的病变有优势，其中超声内镜也可对胃肠道壁内和周围邻近结构的情况进行观察，但仍需进一步结合 CT 检查。内镜检查过程相对复杂，费用较高，没有辐射。

2.为什么肚子疼做影像检查的结果经常是正常的？

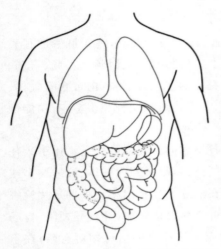

　　患者就诊时主诉肚子疼，医生经过查体和询问后，根据疼痛的位置和方式，会安排适当的影像检查，常用的有超声、腹部平片和腹部 CT 检查，但往往结果是正常的。这可能是因为腹部脏器多，结构复杂，腹痛的原因也多达几十种，而且很多病因并非会表现为器质性的异常或病变，或者相关表现尚不明显，所以无法在影像检查中显示出来。这种时候，一般需结合多种影像检查、实验室检查综合判断患者病情，或者根据病情借助先后多次影像检查结果进行随诊观察。

3.为什么有时影像检查的结论中不能给出相对明确的诊断？

　　在影像学诊断中，只有一部分疾病具有典型影像表现，影像医生可以据此给出明确诊断。实际工作中"同影异病、同病异影"的情况经常出现，仅根据患者现有的临床和影像表现很难给出可靠的诊断，此时，影像医生可能会给出两到三个可能诊断，提供给临床医生参考。还有一些罕少见疾病，在影像检查中没有特征性表现，或者医生的知识面有限，这时也无法给出一个诊断。影像检查只是临床辅助检查中的一种，不同的影像检查方法有其优势也有其局限性，给出的诊断结论有时也难免会有所差异。尽量选择更全面、更合适的影像检查方法，为疾病诊断和治疗提供更详细、更准确的影像信息和依据，是临床和影像医生需要做到的。

4.消化道造影主要有几种方法？各有什么作用？

（1）食管造影：其主要用于食管异物、食管肿瘤的诊断，现在使用较少。

（2）上消化道钡餐造影：其主要用于观察食管、胃、十二指肠先天性畸形、慢性炎症、异物、肿瘤，并了解其功能状态。

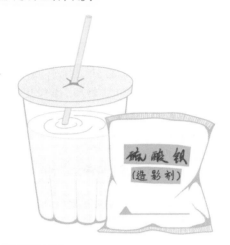

（3）钡灌肠检查：其可用于检查结直肠肿瘤、炎症性病变、憩室、肠套叠以及先天性巨结肠等疾病。

（4）全消化道造影：其可用于观察整个消化道的功能和相关疾病，现在使用较少。

5.患者做消化道造影之前需要做什么准备？

患者进行上消化道钡餐造影检查前 24 小时起禁服不透 X 线的药物（如钙剂、铁剂、铋剂等），检查前禁食禁水 8～12 小时；喝钡餐前需要将其他需要空腹的项目检查完毕。

钡灌肠检查前一天需按医生要求做好肠道准备，吃口服药或灌肠清空肠道，检查当日早上禁饮食，中午饮少量流质；检查时需带卫生纸并有陪同人员。

如果检查前几天做过造影检查，肠道有未排空的对比剂，需要等对比剂排空后方能再行检查。准备怀孕或孕妇体检时尽量避免做消化道造影检查。

6.在患者没进食的情况下，为什么不建议中午或者下午去做钡餐？

患者长时间未进食，等到检查当天中午或者下午时，胃腔内分泌物会增多，检查时会表现为胃内过多的潴留液，不利于观察胃黏膜情况，影响检查效果。

7.消化道造影对身体有什么不良反应吗？

患者检查时口服的产气粉和造影剂（硫酸钡或者泛影葡胺）均对人体无害，检查结束后在身体允许的情况下可多喝水、多活动，促进排便、排尿使造影剂快速排泄。

消化道造影有一定辐射，检查完之后辐射会残留在体内，这些残留的辐射会慢慢清除。因此，建议患者三个月以后再考虑怀孕，并且在准备怀孕之前做相应的健康检查,了解身体的健康情况。

8.什么情况下需要患者吃产气粉?

行气钡双重对比造影(上消化道钡餐造影)的患者需要吃产气粉。行气钡双重对比造影时,胃处于松弛低张状态,胃壁蠕动减弱,胃液分泌减少,有利于钡剂附着;黏膜更易舒展,影像更为清楚,有利于发现更小的病变。常态下,造影前患者应口服产气粉3克,用10毫升温水吞服后产气300毫升左右,使胃充气扩张。

9.为什么消化道造影时有时喝的东西不一样?

常规上消化道钡餐检查时患者会口服硫酸钡。硫酸钡为白色粉状物,加水后调成白色糊状。而另一种泛影葡胺为水溶性造影剂,透明液体,主要用于消化道梗阻患者的消化道造影检查。因为钡剂会加重梗阻,所以不能用于此类患者。

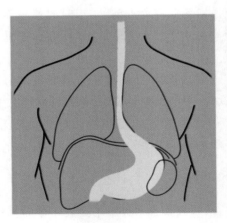

消化道造影

10.为什么做上消化道造影之前需要禁食禁水,而做 CT 检查之前需要大量饮水?

患者做上消化道造影时需要保证胃腔内尽量没有其他内容物,这样才能让医生更好地观察胃壁情况,钡剂也能更好地涂在胃壁上,不会被其他胃内容物所稀释或干扰。

CT 检查之前需要大量饮水是让胃充盈,使胃壁充分舒展,如果胃处于收缩状态，胃壁本身厚度的增加会掩盖很多疾病，不利于观察和诊断。

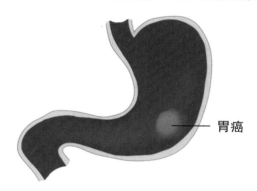

胃癌

11.在没有明显胃部不适的情况下，为什么上消化道钡餐检查结果经常会提示胃炎？

在健康体检时，上消化道钡餐检查结果经常会提示胃炎，但有些患者并没有明显不适。那是因为不同患者的病情和体质不同，所引发的一系列症状也会不同，甚至会没有明显的症状，也可能仅表现为胀闷不适或无任何不适。钡餐检查出来的结果仅供临床参考，如果患者想精准诊断是否有胃炎，或者什么程度的胃炎，需要进行胃镜检查，这是确诊胃炎的"金标准"。

12.儿童吞食了异物能通过拍 X 线平片发现吗？

这取决于患儿吞了什么异物，如果吞入了硬币等高密度的金属性物品，是可以通过腹部立位平片检查看出来的，并能够明确异物的位置和胃肠道的大致情况。但如果吞食了塑料制品等密度相对较低的异物，则拍片未必能够发现，而且胃肠道内容物也会影响观察。

13.食管异物做上消化道造影能发现吗？

根据异物大小、形态的不同，有时借助上消化道钡餐造影并吞食棉花来观察，看是否有沾有钡剂的棉花被异物挂住，一般情况下是可以达到诊断目的的。如果患者误吞异物后出现胸骨后疼痛、进食哽咽感、恶心、呕吐等症状，则需要进一步行 CT、内镜检查，并在内镜下行食管异物取出术。

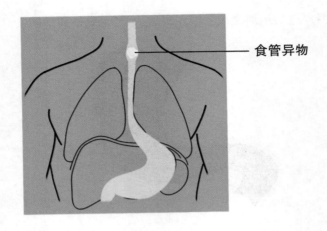

食管异物

14.食管异物为什么要做 CT 检查？

CT 检查可以发现异物并观察到食管异物的位置、食管壁本身及食管周围（血管）的情况,明确病变的位置和程度,有助于临床制订下一步治疗计划。

15.上消化道钡餐及 CT 扫描可以发现胃/十二指肠溃疡吗？

对于浅表及较小的胃/十二指肠溃疡,上消化道钡餐检查和 CT 扫描通常较难发现,需要通过胃镜检查来明确诊断。只有其溃疡面较大、较深时才能在钡餐检查及 CT 扫描中有所发现。而且患者进行 CT 扫描时需符合相应的检查要求,使胃腔充分充盈,胃壁舒展开来,相应的病变才能够不被掩盖。

16.溃疡患者复查时,能用钡餐检查看疗效吗？

面积较大的溃疡可以借助钡餐了解其治疗后的变化,并与前次进行对比观察;如果已经愈合,则钡餐表现接近正常。一般浅表及较小的溃疡,还是不提倡用钡餐复查,条件允许的情况下应通过胃镜来查看治疗效果。

17.上消化道造影或者 CT 检查能发现食管癌或者胃癌吗？

内镜检查是食管癌或者胃癌诊断的"金标准",尤其对于早期肿瘤,上消化道造影及 CT 扫描的价值有限,而对于进展期或晚期的食管癌或者胃癌,这两种检查都是可以发现病变的,但主要作用并不是确诊。其中,CT 检查的主要作用是对肿瘤进行分期,用来明确有无周围和远处转移,同时对腹部其他脏器进行观察;而上消化道造影可以用来排除相关功能性病变。

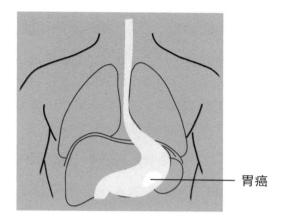

胃癌

18.为什么有些胃肿瘤在上消化道造影检查中发现不了?

胃肿瘤除了最常见的起源于黏膜层的胃癌,还有其他一些起源于胃壁肌层的少见肿瘤,如淋巴瘤、胃肠道间质瘤。它们的生长方式与胃癌不同,不会首先表现为胃黏膜层的破坏,因此在上消化道造影检查中对胃腔和黏膜进行观察时无法发现病变。其中,胃肠道间质瘤经常表现为胃外生性肿块,大部分生长于胃外,这时就要借助 CT 检查来发现病变并做出诊断。

19.什么是纵隔/腹腔/腹膜后多发小淋巴结?

正常情况下人体的纵隔内、腹腔及腹膜后可以看到一些大小不等的淋巴结,但淋巴结的短径一般都不会超过 1 厘米或者 0.8 厘米。淋巴结的增大受很多因素的影响,有的是受周围结构炎症刺激所导致的反应性增大,有的是肿瘤转移引起的增大。影像检查可以发现这些淋巴结大小、形态、密度的异常,予以描述和提示。“小淋巴结”属于正常范围内的表现,但有时数量上会有所增加,影像检查无法进一步明确这些表现和疾病本身之间的关系,应通过观察其变化或病理学检查来明确这些“多发小淋巴结”到底有没有意义。

20.对于腹膜后肿瘤的诊断,哪种影像检查方法更有优势?

CT 和 MRI 检查是腹膜后肿瘤的首选检查方法,可以明确病变的位置、大小,以及和周围结构的关系,一些表现出典型 CT、MRI 征象的肿瘤,可以在术前直接通过影像检查给出较为肯定的诊断。对于肾功能不全或者担心 X 线辐射过多的患者,可以选择 MRI 检查。另外,MRI 检查对某些腹膜后肿瘤的诊断和鉴别诊断也更具优势,可鉴别良恶性,给出更可靠的倾向诊断,更好地指导临床治疗。

21.食管癌和胃癌术后为什么还要经常做上消化道造影检查?

食管癌和胃癌术后患者胃肠道功能的恢复尤其重要,医生可以借助多次上消化道造影检查来实时观察术后胃肠道功能的恢复情况,还可以发现有无相关的术后并发症(如食管胸腔瘘、胃瘫等)。如果的确存在相关并发症,也会通过多次的上消化道造影检查来查看对并发症的治疗效果。

22.判断消化道恶性肿瘤是否有肝转移时应做哪种影像检查?

大部分消化道恶性肿瘤肝转移的影像表现较为典型,行上腹部增强 CT 扫描基本可以发现并诊断,但对于一些比较小的病灶或者表现不典型的病灶,通常需要进一步行上腹部增强 MRI 扫描来鉴别。MRI 检查软组织分辨率高,多参数成像,绝大部分情况下都可以对肝转移瘤做出较为明确的诊断,即使是小于 1 厘米的小病灶。这也是 MRI 检查在消化道恶性肿瘤诊断中的主要价值和优势。

23.什么是腹部立位平片检查结果中的"肠腔内气液平面"?

气液平面是一种 X 线检查的征象,是指气体和液体相连接的水平分界线。当肠腔内同时存在气体和液体时,由于重力作用,气体在上面,液体在下面,在影像上显示交界处形成明显的分界线,可见于各种原因引起的气体和液体同时存在的疾病。腹部立位平片的检查中发现肠腔内气液平面,通常提示有肠梗阻的可能,但还需要有其他相关影像表现才能更有助于诊断。有时腹部立位平片仅表现为几个小的"肠腔内气液平面",还不足以给出更明确的诊断,在没有更具体的疾病提示意义时,会给出描述性诊断提示临床,以进一步随诊或结合更多的检查。

24.CT 小肠造影的主要诊断价值是什么?

CT 小肠造影(平扫及增强扫描)重点诊断小肠疾病,可以大大提高其检出率和诊断的正确率。长期以来,对于小肠疾病的诊断,普通 X 线检查存在很大的局限性,内镜检查也同样无法面面俱到。例如,胶囊内镜对小肠疾病的诊断具有重要价值,但存在局限性,无法了解肠腔壁、肠腔外及邻近脏器有无受累等情况。

而 CT 小肠造影主要用于小肠血管性病变、小肠炎性病变、小肠肿瘤、憩室、原因不明的消化道出血等疾病的诊断,具有较高的临床价值。CT 小肠造影检查是小肠病变诊断手段的延伸,在临床可疑诊断的基础上,进一步发现或证实病变的部位,分析病变的性质,了解病变与邻近脏器的关系,以及有无腹腔或腹膜后淋巴结的肿大等,为临床提供更为充分的诊断依据,并指导临床制定治疗方案。

25.钡灌肠检查能发现结肠息肉或结直肠癌吗?

对于结肠息肉或结直肠癌,内镜检查是诊断的"金标准",尤其对于早期肿瘤,钡灌肠检查的价值有限,而对于进展期或晚期的结直肠癌,钡灌肠检查一般是可以发现病变并进行诊断的。结肠息肉是从黏膜表面突出到肠腔的息肉状病变,钡灌肠检查对于 1 厘米以下的息肉敏感性相对较低,而 1 厘米或更大的息肉检出率则相对较高。

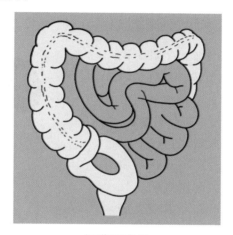

钡灌肠造影

26.CT 和 MRI 检查在结直肠癌诊断中的作用有何不同?

CT 和 MRI 检查在结直肠癌诊断中的主要作用都是对肿瘤进行分期,其中在判断肿瘤是否有远处转移(肝转移)时,增强 MRI 扫描更有优势。另外,在直肠癌的术前分期中,首先选择 MRI 检查,有利于明确肿瘤的范围和周围情况,为临床下一步治疗方式的选择提供依据。

27.CT 检查能诊断阑尾炎吗?

CT 检查可以明确诊断阑尾炎,反映病变的程度,并可以发现阑尾的肿胀、壁增厚、腔内粪石,还可以发现阑尾炎的相关并发症(脓肿、穿孔)。另外,继发的腹盆腔积液、肠梗阻等改变也可以通过 CT 检查来发现。

(花蒨蒨)

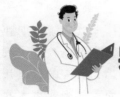

男性泌尿生殖系统的影像学检查

1.泌尿系统是由哪些结构组成的?

泌尿系统由双侧肾脏、双侧输尿管、膀胱及尿道四部分组成。肾脏是产生尿液的器官,肾小球的毛细血管负责滤过血液当中大部分水分和代谢废物,经肾小管重吸收形成尿液,进入肾盂,通过双侧输尿管的蠕动向下运送到膀胱。输尿管是连接肾盂和膀胱的肌性管道,上连肾盂,末端开口于膀胱。膀胱具有暂时储存尿液的作用(300～400毫升),膀胱充盈后触发排尿反射,将尿液通过尿道排出体外。男女性的尿道存在生理差异,男性尿道比较曲折,长度大约有 20 厘米,存在两个生理弯曲和三个生理狭窄;女性尿道较宽、短、直,长 6～8 厘米。

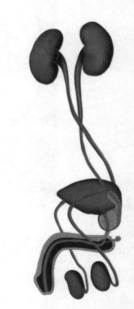

男性泌尿及生殖系统结构图

2.男性生殖系统由哪些器官组成?

男性生殖系统包括内生殖器和外生殖器两个部分。内生殖器由生殖腺(睾丸)、输精管道(附睾、输精管、射精管和尿道)和附属腺(精囊腺、前列腺、尿道球腺)组成;外生殖器包括阴囊和阴茎。

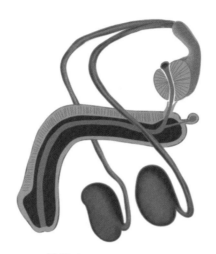

男性生殖系统结构图

3.做哪些影像学检查可以筛查泌尿系统疾病?

(1)超声:其包括常规经腹壁超声和经直肠超声检查。超声操作简便、无创、无放射性,通常作为泌尿系统疾病的主要筛查手段,多普勒超声还可以了解动静脉血流情况。

(2)X 线检查:

1)KUB 检查:它是泌尿系统常规的检查方法,主要用于检查尿路阳性结石,还可以显示结石的大小、位置、形态,便于快速进行结石的诊断,以及碎石前的影像准备。

2)静脉肾盂造影(IVP):IVP 是泌尿外科的一项基本检查,需要在患者体内注入对比剂,通过对比剂随血液循环进入肾脏,经过肾脏、输尿管以及膀胱使泌尿系统显影,可以显示肾盂、输尿管形态,排查有无扩张、外形不规则、推移、压迫和充盈缺损等情况,对于泌尿系统结石以及占位等病变具有较好的提示作用。

3)逆行尿路造影:经膀胱将输尿管导管插入输尿管,注入对比剂,使肾盏、肾盂、输尿管显影。其属于创伤性检查,可引起痉挛、肾绞痛,且有上行性感染的危险,故临床上一般仅适用于静脉肾盂造影达不到诊断目的时的病例检查。

4)肾脏血管造影:其可以显示肾脏血管解剖结构,适用于肾血管疾病的诊断,另外在判断肾脏占位来源和性质及相应的介入治疗或指导外科手术方面有重要价值。

5）膀胱造影：将导管插入膀胱，注入适量对比剂使膀胱显影。其主要用于诊断膀胱占位、膀胱憩室，同时可以诊断部分周围结构疾病，如前列腺增生。

（3）CT检查：平扫及增强CT检查是筛查泌尿系统疾病的一项重要的影像学方法，对泌尿系统占位病变的定位、定性诊断及其他泌尿系统疾病的诊断至关重要，有助于泌尿系统结石的检出及泌尿系统损伤部位及程度的判定。

（4）MRI检查：平扫及增强MRI检查是筛查泌尿系统疾病的另一项重要的影像学方法，通过三个层面观察病变，MRI检查能明显提高泌尿系统疾病的检出率及诊断的准确率，但对泌尿系统结石的敏感度较低。

（5）肾脏放射性核素显影：用于检测肾功能和尿路排泄情况，反映肾脏功能有没有减退，尿道排泄是否通畅，有没有梗阻等。

4.静脉肾盂造影(IVP)检查前后有什么注意事项?

检查前怀疑患者有肾功能损害时，应先测定肾功能。患者在检查前2～3天不吃易产气和多渣的食物，并禁服碘剂以及含钙的药物；检查前1天进行肠道准备，排出肠内容物；检查前12小时禁水禁食；检查时尽量控制呼吸节律，避免深吸深呼，配合医生指令。检查后，患者需大量饮水，加快对比剂代谢，避免长时间留在体内影响肝肾功能。造影完成后建议患者当日内不要再行其他影像检查，避免残留对比剂对其他检查结果的影响。

5.哪些影像学检查可以筛查和鉴别前列腺增生和前列腺癌?

（1）超声：超声检查常作为前列腺病变的筛查，对前列腺增生和前列腺癌的诊断和鉴别不敏感，通常发现前列腺增大后应做进一步检查。不过，与常规超声相比，经直肠内超声的敏感性要大一些。

（2）CT检查：CT检查主要用于观察前列腺有无增大，盆腔有无异常的淋巴结，单纯的平扫对前列腺增生和前列腺癌的鉴别价值较低。通过增强CT检查观察前列腺的血供特征有助于诊断是否有癌灶或增生，但其信息较单一。

（3）MRI：MRI平扫及增强检查是目前诊断前列腺增生和癌变及鉴别二者最为有效和敏感的检查方法，应作为首选方法。如果诊断还有困难，可以再加做磁共振波谱（MRS）。

（4）PET-CT：在很多肿瘤的早期诊断上，PET-CT应用广泛，如肺癌、食管癌、头颈部的癌和原发乳腺癌，但前列腺癌的生长速度较慢，在PET-CT上与正常前列腺组织、前列腺炎性病灶差别不显著。该方法主要用于检查前列腺癌的转移灶，特别是骨转移，而不太适合用于早期前列腺癌的诊断。

6.做前列腺 CT、MRI 检查有什么注意事项？

前列腺 CT 检查前应去除腹、盆部体表金属物品，以免产生伪影影响图像质量。患者进行 MRI 检查时需要去除体表所有金属附属物，体内如有金属植入物需要咨询工作人员后再进行检查。患者进行 CT、MRI 检查前膀胱应适度充盈，便于在图像上区分膀胱与前列腺的边界。盆腔 MRI 平扫检查需要 15～20 分钟，检查过程中患者要尽量静卧、平稳呼吸，身体勿做任何移动，以免影响图像质量及诊断；如做增强检查，检查后应多喝水以加快对比剂排出。

7.为什么做前列腺超声检查之前需要憋尿？

因为当膀胱中有尿液时，前列腺本身及二者分界显示更为清晰，有利于超声科医生观察和诊断疾病。

（邓凯　孔雅晴）

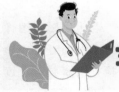

女性泌尿生殖系统的影像学检查

1.超声、CT、MRI 检查在女性生殖系统疾病的诊断中各有什么优缺点?

超声检查无创伤、无辐射,易行且价格相对低廉,一般不需要使用对比剂,是女性生殖系统疾病的首选和主要的检查方法。但超声检查有其局限性,对于肥胖的患者难以获得清晰的图像,也无法鉴别病灶的病理性质;成像时伪影较多,显示的范围较小,不易观察器官或结构的整体关系。此外,设备的性能及医师的操作经验都会影响检查结果,诊断的时候需要密切结合临床和其他影像资料。

CT 检查具有很高的密度分辨力,特别是能够较早发现小病灶。其得到的原始图像可以进行后处理及各平面重建,对病变与周围结构相对关系的显示很有优势。CT 检查还可进一步显示恶性病变范围及是否有转移灶,利于肿瘤的分期;用于肿瘤治疗后随诊,观察疗效。但 CT 检查使用 X 线,具有辐射性损伤,在妇科领域中的应用受限,不能作为育龄期女性的首选检查。

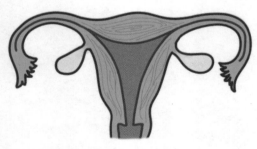

女性生殖系统结构图

MRI 检查是女性生殖系统最佳的影像检查方法。它能明确分辨子宫体和宫颈的各解剖层,因而对子宫内膜癌和宫颈癌的分期及子宫先天畸形的诊断具有很高的价值,其准确性要优于 CT 和超声检查。不过,MRI 检查费用较高,所以不作为女性生殖系统的普查手段。

2.什么情况下要做透视下子宫输卵管造影检查?

一般患者出现以下情况时需要进行该检查:①了解不孕原因;②了解生殖

系统畸形的类型和性质；③诊断输卵管炎症（或）积水和结核性病变；④寻找子宫不正常出血的原因；⑤绝育后观察输卵管的情况。

3.做子宫输卵管造影的时候打的药对身体有没有损害？

现常用的对比剂为泛影葡胺，是一种有机碘，可被人体吸收，不会对人体造成损害。造影时间应选择在月经干净后 5～10 天内进行，检查前需做碘过敏试验。

4.女性盆腔超声检查之前需要做什么准备？

患者进行膀胱、女性子宫附件检查前需提前 1 小时饮水 1000～1500 毫升，充分充盈膀胱后再行检查。其目的是将盆腔的小肠推挤开，避免肠道气体的干扰。

5.什么是阴超检查？

阴超即经阴道超声检查，是指将超声探头放入阴道内来检查子宫及附件情况的检查方式。一般这种检查方式相对于腹部 B 超来说超声波不经腹壁传导，不会因为腹壁脂肪厚而影响检查结果的判断，且不受肠道气体的干扰，所以不需要憋尿。

但是做阴超也有一定的局限性，一般未婚女性不能做阴超检查，同时在月经期间及怀孕阶段也要避免做阴超检查。

6.为什么做盆腔增强 CT 检查也要空腹？

不论检查部位，增强 CT 检查均需要空腹。因为有的患者会在注射对比剂后发生恶心呕吐的情况，若没有空腹，呕吐物易引起呛咳甚至造成窒息。

7.为什么做盆腔 MRI 检查的时候需要取出宫内节育环？

宫内节育环会干扰磁场，导致图像存在伪影，影响对子宫病变及邻近器官如膀胱和直肠的观察。如果确定节育器的材质为非金属，那么做其他部位的 MRI 检查是不需要取出的。

8.子宫肌瘤患者首选的影像检查方法是什么？

子宫肌瘤患者应首选超声检查，其快捷易行且没有辐射损伤，对于育龄期妇女尤其友好。

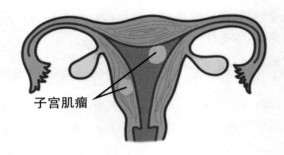

子宫肌瘤

9.为什么 CT 检查很难发现子宫肌瘤？

CT 检查是通过扫描组织密度不同而发现病变。如果肌瘤的密度与正常子宫密度差异人眼不能分辨，且病灶体积不大，又深埋在子宫肌层内，CT 检查就难以发现病灶了。

10.发现子宫肌瘤后为什么还要做 MRI 检查？

超声检查作为筛查手段，能发现大多数子宫肌瘤，然而常不能准确定位，也难以识别较小的肌瘤。MRI 检查是发现和诊断子宫肌瘤最敏感的方法，能检出小至 3 毫米的病灶，也易于分辨黏膜下、肌层内、浆膜下或宫颈部位的肌瘤。

11.子宫内膜异位症患者的首选检查方法是什么？

功能性子宫内膜出现在子宫腔以外的其他任何部位都叫子宫内膜异位症。出现在子宫体的肌层叫内在性子宫内膜异位症，也叫"子宫腺肌病"；出现在子宫以外的其他任何部位称外在性子宫内膜异位症。超声为外在性子宫内膜异位症的首选检查方法，CT 和 MRI 检查一般用于鉴别诊断，主要与子宫肌瘤鉴别。

12.子宫腺肌病患者的首选影像检查方法是什么？

对于子宫腺肌病，MRI 检查是最有诊断价值的，可以明确病变的位置、范围和深度，从而有助于临床治疗。若内膜异位表浅的话可行内膜剥离术，如果异位较深则需要切除子宫。

13.确诊子宫内膜癌后为什么还要做 CT 或 MRI 检查？

子宫内膜癌最初位于子宫内膜，其后向外侵犯子宫肌层，向下延伸侵犯宫颈，当病变穿破子宫浆膜后能直接累及宫旁组织或膀胱和邻近肠管。CT 或

MRI 检查的目的在于评估肿瘤侵犯子宫的深度、范围、淋巴结转移及远处转移，以便采取适当的治疗方案和估计预后。

14.宫颈癌患者的首选影像检查方法是什么?

宫颈癌富于侵犯性，可破坏宫颈壁进而侵犯宫旁组织达盆腔壁，向下和向上延伸侵犯阴道和子宫下段，病变晚期输尿管、膀胱和直肠均可以受累，主要沿淋巴管转移。宫颈癌早期诊断主要依靠临床检查及活检，影像检查主要适用于进展期宫颈癌的分期，判断其侵犯范围，明确有无宫旁侵犯，以及是否有盆壁或周围器官受侵及淋巴结转移。

MRI 检查是判断宫颈癌分期的首选及最有价值的影像检查方法，还有助于鉴别治疗后肿瘤复发与纤维化。

15.CT 检查提示双侧或者一侧附件显示不清是什么意思?

卵巢的位置相对不固定，受子宫体位的影响，受检者较瘦、盆腔脂肪少时，在平扫的条件下卵巢的密度为软组织密度，与周围空虚的肠管密度相近，这些都会影响其显示。当然，显示不清不代表有病变，有病变的情况下卵巢的形态或者密度会发生变化，反而有利于其显示。

如果在 CT 报告单中看到这句话不需要紧张，这只是医师对图像的客观描述。

16.何时是复查卵巢囊肿的最佳时间?

育龄期妇女发现直径 2～3 厘米的卵巢囊性灶，需要鉴别单纯性囊肿与成熟卵泡，二者通过单次影像学检查无法鉴别，需要随诊观察。建议患者月经结束 10 天左右复查超声，如果是卵泡则已经排出，如果囊性灶持续存在则考虑为单纯性囊肿。

17.什么是卵巢囊腺瘤?

卵巢的囊腺瘤病理上分为浆液性和黏液性囊腺瘤，是良性肿瘤；其中浆液性囊腺瘤的恶变率较高，可达 30%～50%，而黏液性囊腺瘤几乎不会恶变。

囊腺瘤为囊实性肿瘤，如果增强检查囊壁及分隔有强化，提示病变可能发展到交界性肿瘤的阶段，也就是良性向恶性转化的一个中间过程，影像科医师会根据存在强化这个线索提示临床交界性肿瘤的可能。交界性肿瘤还不属于恶性肿瘤,肿瘤细胞并没有侵犯细胞之间的间质组织,最终病变良恶性的判定需要结合病理学。

18.卵巢畸胎瘤患者 CT 报告中写的密度混杂是恶性的意思吗?

密度混杂是畸胎瘤的典型影像学表现,因为肿瘤由来自三个胚层的组织构成,可以有脂肪、毛发,还有浆液、牙齿或骨组织,这么多不同密度的组织在一个病灶内,影像学术语就叫密度混杂。绝大多数的胎瘤为成熟性畸胎瘤,也就是良性病变,恶性发生率很低,不足 2%。

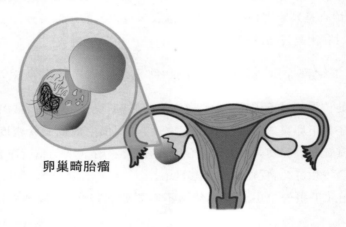

卵巢畸胎瘤

19.卵巢癌患者应做什么影像检查吗?

早期的卵巢癌是指肿瘤限于卵巢,但因为卵巢深深埋在盆腔里面且体积较小,不做规律体检仅凭自觉症状很难发现早期病变,多数患者发现时已是晚期。晚期的病变突破了卵巢累及盆腔的其他组织,或者已经发生了腹膜或淋巴结的转移,甚至转移至胸部、肝脏等部位。

此时,CT 或 MRI 检查均可显示卵巢癌的直接侵犯范围,以及是否有腹膜种植转移或淋巴结转移。但相比 MRI 检查,CT 更擅长排除双肺及纵隔淋巴结的转移灶。总之,CT 或 MRI 检查均可对卵巢癌做出诊断,但胸部转移瘤的排查需要行 CT 检查。

(张方)

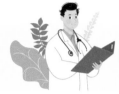

中轴骨与影像学检查方法

1.脊柱的影像学检查方法有哪些?

脊柱的影像学检查方法有普通 X 线检查、CT 检查、MRI 检查。其中,X 线检查和 CT 检查存在辐射损害风险,但能清晰显示骨质结构病变;MRI 检查对脊髓病变的显示更有优势。

2.普通 X 线颈椎检查主要观察什么?

普通 X 线检查主要观察颈椎的曲度、骨质增生的程度、椎间隙是否狭窄、椎间孔是否变小,通过伸屈动作还可观察动度,并通过观察骨质结构的变化,间接反映对神经结构的影响。

3.脊柱 CT 检查与 X 线检查相比有什么优势?

CT 检查能观察更细微的骨质结构变化,还能显示更多的结构形态及对神经结构的影响,通过多种后处理方式还可更直观地观察各相关结构的形态变化。

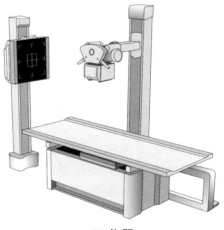

CT 仪器

4.MRI 检查是不是针对脊柱疾病的最佳影像学检查方法？

脊柱的各种检查方式各有优缺点，MRI 检查对椎间盘、脊髓、脊神经等软组织的显示优势明显，而对骨质增生等骨质改变的显示略逊于 X 线及 CT 检查。

5.什么是全脊柱摄影？

因脊柱长度比较长，常规 X 线摄影无法一次将整个脊柱拍全，所以设备厂家研发了在胃肠机器上通过移动球管多次分节段曝光，然后通过软件自动拼接，呈现整个脊柱全长的效果，最后打印到胶片上，就是脊柱全长的影像。

全脊柱摄影主要观察脊柱曲度，侧弯的程度，还可直接测量相关数值，为临床矫正脊柱侧弯提供精确数据。对于治疗后的患者，它也是最佳随诊、复查的影像学方法。

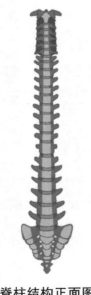 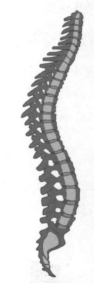

脊柱结构正面图　　　　　脊柱结构侧面图

6.椎体发育畸形主要有几种？各有什么影像学特点？

椎体发育畸形主要有蝴蝶椎、半椎体以及椎体融合。蝴蝶椎在影像胶片中表现为椎体呈左右对称的两个三角形骨块，形似蝴蝶的双翼，故称蝴蝶椎。半椎体的影像表现为椎体部分缺失，呈三角形，容易并发脊柱侧弯，是椎体发育畸形中常见的一种类型。椎体融合表现为相邻的两个椎体椎间盘消失或部分消失,椎体骨质融合在一起,可以是先天发育畸形,也可以是手术或椎间盘病变所致。

7.颈椎、腰椎拍片时患者取前伸后屈位有什么作用?

颈椎、腰椎拍片时患者取前伸后屈位主要是观察脊椎的活动度及有无椎体的前后移位,以此来判断脊椎的稳定程度。

8.如何理解颈椎生理曲度变直?

颈椎正常的曲度是向前凸,由于长期伏案工作或骨质增生、退变,导致正常的颈椎生理曲度消失,使得颈椎曲度变直,严重者还会出现反弓。患者颈椎曲度变直后会对脊髓、神经、血管等组织产生压迫,可能会出现四肢肌张力增大,肌肉力量减弱,重者甚至会出现走路困难等临床症状。

9.什么是颈椎、腰椎骨质增生?

随着年龄的增长,颈椎、腰椎会不同程度出现骨质增生,影像检查报告经常会看到椎体见骨质增生的描述。前方骨质增生一般不会压迫重要的解剖结构,从而不会引起严重的临床症状,侧方或后方骨质增生会压迫脊髓或脊神经,从而会引起相应的临床症状,所以骨质增生是否严重,要看其是否压迫重要的结构。

10.颈椎、腰椎退行性变包括什么改变?

颈椎、腰椎退行性变包括椎体的骨质增生所引起的椎管狭窄、椎间孔狭窄,周围相关韧带的钙化;椎间盘的变性所致椎间盘膨出或突出;以及椎体位置改变所致的椎体滑脱或椎体不稳。

11.如何理解椎间隙变窄?

椎间隙变窄是指两个椎体之间的间隙变得狭窄,是椎间盘出现老化、破损、突出后的继发表现。椎间隙狭窄是人体老化,椎间盘退化的自然现象。

12.什么是椎间盘变性?其影像学表现是什么?

椎间盘随着年龄的增长或受到外力,水分会逐渐减少,即为椎间盘变性,是椎间盘老化的表现。患者可以加强腰背部肌肉的功能锻炼,以避免或延缓变性的发生。

椎间盘变性在 X 线平片上可表现为椎间隙狭窄、椎间盘钙化以及椎间盘内见气体密度。

MRI 检查可直接观察椎间盘变性后的变化，由于水分的减少，在 T2WI 上变性椎间盘较正常椎间盘信号明显减低（正常含水丰富的组织为高信号，即相对亮信号），提示椎间盘出现老化，还可观察到椎间盘的膨出、突出或脱出等改变。

13.什么是腰椎间盘膨出、腰椎间盘突出和腰椎间盘脱出？

腰椎间盘膨出是相对较轻的椎间盘病变，是指椎间盘向椎体四周均匀膨隆的改变，椎间盘解剖结构相对完整。其一般是由于年纪增大，或者由于经常久坐、弯腰、负重等不良生活习惯所致，可压迫神经引起相应的临床症状，但症状相对较为轻微，保守治疗即可。

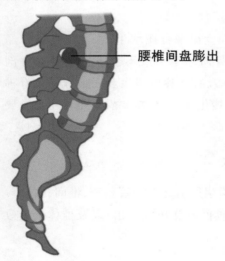

腰椎间盘膨出

腰椎间盘突出是椎间盘变性退变后，椎间盘结构发生改变或撕裂，其内的髓核向局部突出。突出的髓核可以导致相邻神经受压，引起肢体疼痛、麻木症状，患者大多可保守治疗缓解症状，严重者需手术治疗。

腰椎间盘脱出是比较严重的椎间盘病变，是指椎间盘的髓核脱入椎管内，压迫脊髓或神经根，引起较为严重的临床症状，保守治疗效果较差，需通过手术清除脱入椎管的髓核，解除压迫，患者症状才会明显改善。

14.怀疑椎间盘病变，选择哪种影像学检查方式更好？

X 线易于观察骨质结构的变化；CT 可显示椎间盘的结构，但显示细节不理想；MRI 可清楚地显示椎间盘的结构及病变后的变化，以及累及邻近结构的病理变化，所以 MRI 检查是椎间盘病变最佳的影像学检查方法。

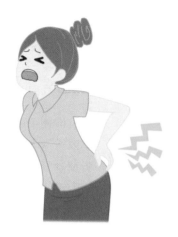

15.什么是椎管狭窄?

椎管是由椎体的后缘及两侧的椎弓根和椎板合成的一个管状的结构。腰 1 椎体以上为脊髓,在腰 2 椎体以下主要是神经根组成的马尾,所以椎管作用主要是用来保护脊髓,防止它受到损伤。

椎管狭窄是由于椎间盘突出、椎体骨质增生、椎体滑脱,以及后纵韧带、黄韧带增生肥厚、钙化或骨化等原因导致的椎管空间狭小,使得脊髓和神经根受压,反复刺激,导致炎性改变,从而出现神经刺激症状。

16.什么是椎间孔?

椎间孔顾名思义就是椎骨之间形成的一个孔样结构,由上下两个相邻的椎体侧缘结构围成,其内有脊神经通过。正常情况下椎间孔要比通过的神经、血管宽大很多,剩余的空间被疏松的结缔组织和脂肪填充。如果椎间孔因各种原因造成狭窄,可能会压迫相应的脊神经而出现所支配区域的神经症状。

X 线平片斜位片可清晰显示椎间孔的影像,可观察椎间孔是否狭窄,从而推测脊神经是否受累;CT 检查可通过后处理技术全方位观察椎间孔是否狭窄,以及狭窄的原因;MRI 检查可观察脊神经受累的状况,以及是否存在其他软组织病变累及脊神经。

17.影像学报告中的椎体楔形变是什么意思?

影像报告中椎体楔形变通常提示椎体可能存在压缩骨折。椎体楔形变不一定是骨折,正常情况下胸12椎体和腰1椎体也可存在轻微楔形变,老年人椎体骨质疏松后,也可见多发椎体轻度楔形变,一般楔形变提示骨折时多有外伤史。

18.椎体骨折应采用什么影像学检查方式?

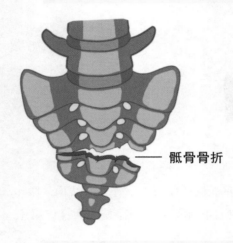

骶骨骨折

椎体骨折可行 CT 和 MRI 检查,或单独行 MRI 检查。因为椎体骨折往往需要观察脊髓或脊神经是否受累,以及受累的程度,只有 MRI 检查可直观地观察神经受累的情况。

椎体骨折是否严重,要看骨折的严重程度及所累及的结构,如果骨折轻微,仅轻微压缩骨折,可保守治疗,如果骨折严重,椎体变形,特别是脊髓受累,就需要手术处理,有些情况还会有严重的后遗症。

19.骶骨骨折患者应采用什么影像学检查方式?

骶骨骨折 X 线检查有时不易观察,轻微的骨折可能漏诊,可采用融合断层检查或 CT 检查,对骨折的显示优于常规 X 线检查。

20.椎体骨折怀疑脊髓损伤的患者应采取什么影像学检查方式?

椎体骨折怀疑脊髓损伤的患者应该行 MRI 检查,因为只有 MRI 检查能直接观察软组织及脊髓神经的损伤。

21.脊柱外伤患者做影像学检查时应注意什么问题?

脊柱外伤患者做影像检查,在转移到检查床时应该注意使患者保持整体的统一搬运,不应该单独扳头部、颈部、腰部等,以防损伤到脊髓、神经根,以及后面的静脉丛,造成二次损伤。

22.什么是椎弓崩解? 患者应做什么影像学检查?

椎弓崩解也称腰椎峡部崩解,是指腰椎椎弓上下关节突之间的结构骨质不连,多见于腰椎第 4、5 节。若滑脱较轻可以不用处理,若严重影响到功能,临床症状明显，如患者出现放射痛、间歇性跛行、大小便功能障碍等症状，应手术治疗。

椎弓崩解 X 线平片检查主要是斜位片，因重叠较多，有时观察欠清晰。CT 检查可清晰显示崩解的位置及周围骨质的改变，所以该病患者做 CT 检查更好一些。若患者合并严重的椎体滑脱，神经受损，也可行 MRI 检查。

23.脊柱手术后有金属内固定物，可以做 MRI 检查吗？

随着内固定材料的更新换代，现在临床应用越来越多的脊柱内固定物都是钛合金材料，因其没有磁敏感性，对 MRI 图像的影响较小，在进行 MRI 成像时体内内固定不会发生移位、变形，所以对于已明确体内内固定材料是钛合金或非磁性材料的患者，可以进行 MRI 检查。

24.影像报告描述中的椎体骨质破坏是什么意思？

椎体骨质破坏，是指正常的骨质结构被异常的病理组织所替代的现象。

25.脊柱感染性病变的患者应做什么影像学检查？

脊柱感染性疾病患者以做 MRI 检查为佳。因为 MRI 检查对软组织分辨率较高，可清楚观察病变范围及相关病变特点以鉴别是否为感染性病变；CT 对显示骨质破坏情况较为直观，也可选择。

26.早期强直性脊柱炎患者应做什么影像学检查？

早期强直性脊柱炎患者通常表现为骶髂关节疼痛、骨质的水肿，以及无明显骨质破坏。此时，只有 MRI 检查能显示这种早期的骨质改变，并配合临床表现及实验室检查，以早期诊断强直性脊柱炎。

（王道才）

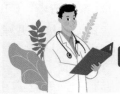

四肢及关节问题与影像学检查方法

常见骨科问题的影像学检查方法

1.骨科常用的影像学检查方法有哪些？各有什么优势？

X 线检查是最常用的影像检查方法,费用低,显示病变的整体观最佳,不仅能显示病变的范围和程度,还可对病变做出定性诊断,特别是对钙化和骨皮质的显示最佳。

CT 检查弥补了 X 线检查的影像重叠及软组织结构分辨不清的缺点,提高了病变的检出率和诊断的准确性,但价格较 X 线贵且辐射剂量较大。但随着 CT 技术的发展,低剂量 CT 广泛应用,辐射剂量大大降低。

MRI 检查是骨关节肌肉系统常见的检查方法。MRI 软组织密度分辨力最高,多方位、多序列成像,显示骨、关节内结构和软组织病变及病变范围和解剖关系较 CT 更具优势,但对钙化、细小骨化、骨皮质的显示不如 X 线和 CT 检查,且价格昂贵。

超声检查应用得越来越广泛,对于浅表肌腱、韧带损伤的诊断有较大优势。PET-CT 检查对早期骨转移、骨坏死、骨髓炎性病变非常敏感但特异性差。

2.进行 X 线检查时需要拆除石膏吗？

石膏的主要成分是钙的化合物,对 X 线有一定的遮挡作用,在照片上会有白影。检查时是否要拆除石膏主要看检查的目的,只是简单看一下骨骼的对位情况,对图像质量要求不高是可以不拆除石膏的;但若要检查关节面细节、骨骼与周围组织的关系以及肌肉软组织内情况时,石膏的白影会干扰医生的分析,这时就应拆除石膏后再拍片。

3.为什么要多角度拍摄 X 线片?

因 X 线片是二维图像,是一张前后所有器官和组织重叠在一起的复合像,所以从更多角度(一般是正侧位)拍摄,会得到病变的更多信息,更有利于诊断。

4.什么是儿童"青枝骨折"?

"青枝骨折"是一种形象的说法,多见于儿童。儿童骨骼中含有较多的有机物,骨膜比较厚,具有很好的弹性和韧性,就像春天树上刚长出的枝条一样,很容易被折弯,却不容易被折断,从而形成折而不断的状态,骨科医生形象地称其为"青枝骨折"。

5.骨折和骨裂有什么区别?

按骨折程度不同,骨折可以分为不全骨折(如"青枝骨折")和完全骨折。完全骨折又可以分为无移位骨折和有移位的骨折,没有明显移位的骨折很多人认为是骨裂,其实就是骨折了。骨裂是由于较小的暴力所致,没有移位,相对比较稳定,一般不需要手术,可用石膏或肢具和夹板固定;但是一旦症状加重,就需进一步做检查。

6.为什么要用 X 线片区分骨折的对位情况?

骨折还可以分为稳定骨折和不稳定骨折,通过 X 线的对位情况可以做出判断,对临床很有意义。X 线显示对位良好的骨折,一般不需要手术,断端接触面较大,固定后容易愈合且并发症较少。X 线显示对位不良的骨折,需要手法复位或者手术治疗,否则容易发生移位,导致畸形愈合或不愈合。

7.为什么 X 线检查不能明确骨折?

当骨骼只是发生了轻微的骨折,在 X 线片上会表现得很模糊,这时影像科医生需要根据患者的外伤病史、体征和 X 线影像综合判断。如果 X 线看起来很模糊,患者又有明确的病史,往往就会给出"可疑骨折"的诊断,还需要进一步检查。

8.X 线检查确诊骨折后,为什么还需要做 CT 和 MRI 检查?

X 线虽然是现在诊断骨折最常用的检查方法,但是它是比较粗略的检查手段,对骨折线显示不够细致,对于一些轻微的骨折还需要做 CT 和 MRI 检查明确诊断。另外,对一些骨折断端的细节显示需要 CT 检查,特别是累及关节的骨折;对骨折合并周围软组织损伤的情况,需要用 MRI 进行评价;对一些骨折合并血管损伤,需要做 CT 的血管成像检查。

9.X 线检查诊断为可疑骨折之后还需要复查吗?

一般外伤后即使没有明显骨折,仅仅是可疑骨折,也需要按骨折处理,并采用夹板、石膏固定。一周后患者应来医院复查 X 线片,如果确实有骨折存在,骨折线周围的骨质会有所吸收,再拍 X 线片时就会显示骨折线,从而明确诊断;如果没有显示骨折线,则可确定患者没有骨折。

10.X 线报告软组织肿胀时为什么还要再做 MRI 检查?

常规 X 线检查不能明确软组织的损伤程度,如果想了解有无韧带扭伤、肌肉拉伤,需要进行 MRI 检查。

11.骨折治疗后,还需要复查 X 线片吗?

对于没有明显移位的骨折患者,需要在第一周复查一次 X 线片,如果没有异常,可在三个月后、半年后和一年后分别复查 X 线片。

对于采用手法复位的患者,复位时就应该复查一次 X 线片,然后一周之后再复查,并分别在三个月后、半年后和一年后复查。

对于手术治疗的患者,术后也需要复查 X 线片,如果没有问题,可一周后再复查 X 线片,并分别在三个月后、半年后和一年后复查。

12.如何通过 X 线分辨骨折是"新伤"还是"旧伤"?

新发骨折 X 线表现为骨折端比较锐利、比较清晰,骨折线也清晰可见。两周以后就到了原始骨痂形成期,骨折周围的血肿会被吸收,肿胀减轻,局部疼痛也不会很明显。经过 X 线检查,骨折周围会出现少量的原始骨痂来连接骨折的断端,同时骨折断端也变得模糊。再两个月以后骨折就进入骨痂改造塑形期,这时骨折断端的骨折线基本上就消失了,局部不会有疼痛和反常活动,经过 X 线检查会看到骨折愈合的情况,这时就是"旧伤"了。

13.骨质疏松的患者需要做什么检查?

骨质疏松的影像学检查主要有以下几种方式。

(1)双能 X 线(DXA):这是检测骨密度的传统方式,其主要测量部位是腰椎和股骨颈。T 值大于－1 为正常,－2.5～－1 为骨量减少,小于－2.5 为骨质疏松。

(2)定量 CT(QCT):这是检测骨密度的新技术,主要是应用已知密度的体模和相应的测量分析软件测量骨密度。该方法可测量松质骨的体积密度,可准确反映骨质疏松,特别是早期松质骨的丢失状况。定量 CT 值低于 80 毫克/立方厘米为骨质疏松,80～120 毫克/立方厘米为低骨量。

(3)定量超声:是通过计算超声波在骨内的传导速度和衰减系数来获得骨密度值的过程,通常测量部位为跟骨。系统评价结果显示,定量超声预测骨质疏松的曲线下面积(Auc 值)为 0.71～0.76。

(4)X 线检查:骨质疏松患者易合并骨折,胸腰椎 X 线侧位平片可作为判定骨质疏松性椎体压缩性骨折首选的检查方法。患者一旦发生骨质疏松性椎体压缩骨折,即可被诊断为严重骨质疏松。

14.哪些人需要重点骨密度检测?

女性骨质疏松患者比男性多,特别是绝经后女性,建议 65 岁以上女性应该每年都要进行一次骨密度检查。对于绝经期妇女或更年期妇女,更要例行骨密度检查,以预防骨质疏松。男性出现骨质疏松年龄比女性晚,建议在 70 岁左右也要进行骨密度检查。

其他高危人群还包括:成年以后有骨折的人群也应该做骨密度检查;进入老年以后出现髋关节骨折,也应该进行骨密度检查;非常消瘦的患者应做骨密度检查;长期腹泻、经常酗酒、抽烟每天超过 20 支的患者,应做骨密度检查;男性出现性功能障碍,特别是老年男性,也应该做骨密度检查。

(杨江飞　侯中煜　宋吉清)

肩关节问题的影像学检查方法

1.肩部疼就是肩周炎吗？需要做哪些影像学检查？

肩部疼痛的原因很多,骨科医生有时很难通过查体给出一个明确的诊断,一般会依靠 MRI 检查。这是因为 X 线和 CT 显示骨骼较好,可以观察肩关节对位情况,以及是否有骨折或脱位,但肩袖是肌肉软组织,所以主要依靠 MRI 检查。对于一些 MRI 检查禁忌的患者也可以选择 B 超检查替代。

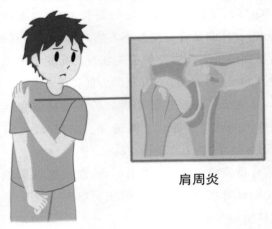

肩周炎

2.什么是肩袖? 哪种影像学检查能显示肩袖?

肩袖是由四块肌肉的止点形成的包裹肱骨头的袖套状结构,四块肌肉分别是冈上肌、冈下肌、小圆肌及肩胛下肌。肩袖的功能除了辅助肩关节运动外,主要是把肱骨头稳定在肩胛盂内。一般 MRI 检查能显示肩袖的形态。

3.什么是肩袖损伤?

日常生活中,大家都会用到肩袖,比如投篮、提重物时。肩袖损伤一般高发于长期从事肩部活动的人群,如搬运工、运动员、木匠等,随着年龄的增长,肩袖变得老化、脆弱,一个小的外力可能就会导致肩袖损伤。肩袖损伤后,患者经常会出现肩关节疼痛、活动受限,影响日常生活。

较轻的肩袖损伤在 MRI 上显示的撕裂口比较小,可以先进行保守治疗。保守治疗的主要方法就是休息,避免肩部的大幅度活动,在保守治疗的过程中若有明显的疼痛可以配合药物治疗或一些物理治疗的手段。如果损伤严重,在 MRI 上可见肩袖完全撕裂;或经保守治疗 3～6 个月复查效果不明显的患者,MRI 显示撕裂口没有修复或裂口扩大,则可以选择手术治疗,一般会在关节镜下修复损伤的肩袖。

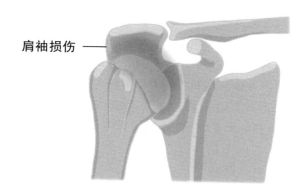

肩袖损伤

4.肩袖损伤手术前需要做哪些检查？

肩袖损伤的术前评估，一般会拍肩关节冈上肌腱出口位 X 线片，因为 X 线显示骨头的整体效果最佳，对术前评估肩袖周围的骨质情况非常有价值。而 MRI 检查对于评估肩袖的肌肉、肌腱效果最佳。所以，两种检查都是必不可少的。

5.什么是肩周炎？其需要做哪些影像学检查？

肩周炎也叫"粘连性关节囊炎""冻结肩""凝肩""漏肩风"等，这种病在临床上很常见，因为发病年龄高峰在五十岁左右，所以也经常称为"五十肩"，主要表现为肩关节僵硬、粘连，各个方向活动受限，活动度降低，双侧肩关节活动度对比会发现很明显的差异。

肩周炎的临床表现有时和肩袖损伤很接近，两者有很多症状上的重叠，还有一些患者既有肩周炎，又合并肩袖损伤。肩周炎和肩袖损伤在 MRI 检查中能明确地分辨出来，给临床医生提供明确的诊断信息，所以选择 MRI 检查还是很有必要的。

6.肩膀频繁脱位需要做哪些影像学检查？

肩关节是人体活动度最大的关节，同时也是最不稳的关节，容易发生脱位，在第一次发生脱位后复发率很高，甚至出现习惯性脱位。脱位可能引起关节软骨、关节韧带及关节囊的损伤，甚至还有骨折的情况，所以要明确了解因关节脱位引起的损伤程度，需要 X 线、CT 评估骨性结构的损伤，MRI 评估软骨、韧带及关节囊的损伤。

7.什么是翼状肩胛？影像学检查能提供哪些帮助？

翼状肩胛又称"翼状肩"，正常情况下肩胛骨受到前锯肌和斜方肌的牵拉紧贴胸壁，若因各种原因导致前锯肌和斜方肌麻痹，或者是废用，造成肩胛骨不能贴近胸壁，当手臂向后旋转时肩胛骨上翘，就形成翼状肩胛。这时需要做 CT 检查评估一下胸壁骨骼的发育情况，MRI 检查评价肌肉的发育或萎缩的程度。

（杨江飞　侯中煜　宋吉清）

肘关节问题的影像学检查方法

1.X 线显示关节积液，未见明显骨折，为什么还需要做 CT 检查？

肘关节影像学检查的技术一般包括 X 线、CT、MRI 和 B 超检查。X 线检查是外伤的首选检查，对于一些比较明显的骨折、脱位和关节肿胀容易诊断，对于一些细微的骨折需要 CT 才能检查出来。所以当关节积液，X 线检查是阴性，且骨科医生高度怀疑轻度骨折时，需要进行 CT 检查。

2.孩子骑车摔倒了，胳膊疼得厉害，首先需要做哪些检查？

儿童和青少年在摔倒时通常习惯性地伸出上肢保护自己，很容易造成上肢损伤，上肢骨折约占儿童及青少年骨折的 70%。当儿童和青少年外伤后肘关节疼痛时，首先选择 X 线检查，明确骨骼损伤的情况。

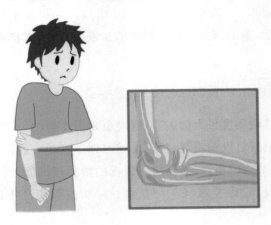

3.肘关节骨骺损伤的患者需要做哪些检查?

由于肘关节有比较多的骨化中心(生长发育的中心,都是软骨),任何一个骨化中心出现损伤都会造成不同程度的畸形和功能障碍,并容易出现并发症。肘关节损伤后,患者应首先选择 X 线检查。如果怀疑患者有骨骺损伤,因为骨骺是软骨,X 线和 CT 都不能显示,则应做 MRI 检查。

4.什么是"网球肘""高尔夫球肘"? 患者需要做哪些检查进行诊断?

"网球肘"其实是肱骨外上髁炎,是肘关节外侧疼痛,可以向前臂外侧放射;而"高尔夫球肘"其实是肱骨内上髁炎,是肘关节内侧疼痛,可以向前臂内侧放射。患者由于过度劳累,或者是反复做伸腕、屈腕的动作就会造成肱骨外上髁或内上髁的无菌性炎症。由于这种疾病经常发生在网球运动员或高尔夫球运动员,所以被称为"网球肘""高尔夫球肘"。出现这种症状后,一般医生会建议做影像学检查,MRI 检查是首选的检查方法,除了可以明确诊断外,还可以了解炎症的范围、程度,是否伴有肌腱的部分撕裂,还可以明确是否并发其他疾病。

5.孩子的胳膊被拉了一下后就不会动了,该怎么办?

大人牵拉孩子时,很容易把孩子的胳膊拉"掉环",又称为"牵拉肘"或"扯肘症",医学上称为桡骨小头半脱位。一般到医院就诊时医生通过查体就能诊断,有时需要拍 X 线片,排查一下孩子有没有骨折。如果怀疑孩子有韧带损伤,还需要做肘关节的 MRI 检查。

6.肘关节侧副韧带损伤的患者需要做 MRI 检查吗?

肘关节囊前后松弛,内外侧紧张,也容易损伤,当作一些内翻、外翻或旋转动作时,比如投掷、举重等,若受力不当就会引起内外侧韧带损伤。患者拍 X 线片排除骨折后,若还怀疑有内外侧副韧带损伤,就应做肘关节 MRI 检查,因为韧带只能在 MRI 上显示出来。

7.为什么手的无名指、小指疼痛、麻木时需要做肘关节的影像检查?

小拇指、无名指出现症状一般是由于尺神经压迫所致,临床上最常见的原因是肘关节内后侧尺神经沟处神经受压。一般需要系列的影像学检查:X 线排除肘关节内侧骨质增生;因尺神经位置表浅,B 超检查也是一种非常有效的检查;MRI 检查既能显示尺神经病变的程度,又能显示尺神经受压的原因,也是一种常用的影像学检查。

（杨江飞　侯中煜　宋吉清）

腕关节问题的影像学检查方法

1.什么是腱鞘炎？需要做哪些影像学检查？

腱鞘是近关节处的半圆形结构,环形包绕肌腱组织,起到固定肌腱的作用。当长期反复的活动引起肌腱与腱鞘过度摩擦,就会导致腱鞘充血、水肿、增厚、局部狭窄,严重时会造成局部的疼痛或者活动受限,就出现了腱鞘炎。一般对该病的影像学检查包括 B 超和 MRI 检查。

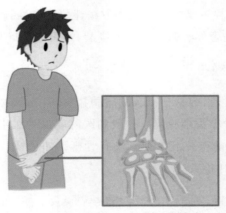

手腕部腱鞘炎

2.经常做俯卧撑会伤害腕关节吗？

在做俯卧撑的过程中,整个力量主要是分配在腕关节上,非常容易导致腕关节周围的韧带出现损伤。所以,患者若出现手腕关节疼痛则不能再做俯卧撑了。如果患者症状严重,需去医院做相应的检查,拍摄 X 线片以判断是否有关节半脱位,或进行 MRI 检查判断是否有严重的韧带损伤。

3.为什么腕部经常会出现"腱鞘囊肿",哪种检查能确诊？

手腕腱鞘囊肿是常见的良性囊肿,经常由于手腕外伤或用力过度导致关节囊出现较小的破口，而关节液沿破口逐渐流到皮下并形成包裹性良性囊肿。对于存在手腕外伤史、经常需要手腕用力或从事体育运动的人群，均易引起腕关节损伤，从而造成腕关节背侧的腱鞘囊肿。腱鞘囊肿一般通过 B 超检查就能确诊，如果患者还想排查一下骨性病变则需要做 X 线检查；如果合并炎症或感染，需要做 MRI 检查。

4.腕管综合征患者需要做什么检查？

腕管综合征又称"鼠标手"或"迟发性神经麻痹"，是正中神经在腕管部位受到卡压，导致出现神经支配的拇、食、中、环指的桡侧半感觉麻木、疼痛及无力的症候群，好发于 30～50 岁的办公室女性。

腕管是由骨性结构与软组织结构构成的较狭窄的通道，通道内容物容积变大或通道相对变窄，都会引起正中神经卡压，神经缺血、缺氧会导致所支配的区域麻木疼痛。若患者想了解一下腕管骨性结构是否有异常，一般需要做腕管位 X 线检查；必要时还需要 CT 检查以观察骨性结构的细节；若想了解腕管通道内软组织的病变，以及正中神经受压程度、水肿程度，则需要做 MRI 检查。

（杨江飞　侯中煜　宋吉清）

手部常见问题的影像学检查方法

1.做手部 X 线检查时为什么要拍正斜位片？

X 线片是二维图像，所以从更多的角度（一般是正侧位或正斜位）拍摄，会得到病变更多的信息。手指侧位时容易相互遮挡，掩盖一些病变，斜位时则可以避免手指重叠。摆位是为了充分显示病变，需要患者的配合，会选择患者比较容易保持姿势的体位。

2.孩子手受伤后手指长歪了，为什么既要拍 X 线片还要做 MRI 检查？

孩子的骨头比较特殊，在骨的两端有负责生长的软骨，所以手部受伤后容易损伤到软骨，一旦软骨受损极易发生手指发育畸形。骨科医生一般会先让患儿拍摄 X 线片了解骨骼情况，如果怀疑骨骺损伤，则需要再做 MRI 检查。

3.手指骨折拍了 X 线片后,为什么还需要做 CT 检查?

这主要是因为 CT 和 X 线检查比较,CT 检查在价格上更昂贵、患者所接受到的辐射剂量更大。所以从患者的角度考虑,应首选进行 X 线检查,一般情况下都可以明确诊断。但如果在 X 线片上发现可疑的病变影像,不能确诊时,患者应再做 CT 检查;还有一些累及关节面的骨折也需要 CT 检查评估关节面的移位情况。

4.六指患者需要做哪些影像学检查?

六指也叫"多指畸形",患者就诊时,一般需要拍摄畸形部位的正侧(斜)位 X 线片,必要时拍摄双侧 X 线片,目的是对比诊断,了解多指的骨与关节的情况,以指导手术方式,最大限度恢复手部功能及美观。对于复杂畸形、软骨可疑有病变的患儿,还要加做患肢的 CT 或者 MRI 检查。

5.手部肌腱断裂需要做影像学检查吗?

患者需要做影像学检查,且首选 B 超,其简单、方便,准确率高。其次选 X 线,主要是检查是否有周围骨折情况,是否有明显骨折线或者骨片碎裂。再次选 MRI 检查,能够直接评估肌腱形态是否有异常,损伤的严重程度,同时还可以鉴别是否存在神经损伤。

6.拇指、食指、中指麻木,为什么要做腕部 MRI 检查?

拇指、食指、中指麻木常为周围神经病变导致。由于上肢感觉是颈部神经支配范围,颈部、肘关节及腕关节神经的任何一个部位发生病变,都会影响到手部神经而导致三个手指麻木,其中腕部病变是最常见的原因,也叫"腕管综合征"。通过做腕部 MRI 检查能明确诊断,必要时还需要去神经内科做肌电图。

7.小指、无名指尺侧(靠近小指的那一侧)麻木,需要做检查吗?

上肢有个神经叫作尺神经,主管上肢、小指所在侧的感觉,肘部或者腕部的一些病变压迫到尺神经同样会引起小指无名指的麻木。所以,患者出现右手小指和无名指发麻时,建议到医院去做 B 超检查和肌电图神经传导速度检查,能够鉴别出来究竟是哪一段神经出了问题,然后再做 MRI 检查,以明确神经病变的原因。

(杨江飞　侯中煜　宋吉清)

髋关节问题的影像学检查方法

1.新生儿大腿皮肤纹不对称为什么要做 X 线检查?

如果婴儿大腿皮肤纹不对称,需要警惕发育性髋关节发育不良的问题,应在婴儿六个月之前到正规医院找有经验的医生做髋关节 B 超筛查,测量一下髋关节角度,以明确诊断。如果是在婴儿六个月后发现该表现,就要进行 X 线检查,以判断是否有髋关节发育异常的问题。

2.发现孩子两条腿长度不一致需要做哪些检查?

儿童双下肢不等长是指儿童下肢骨性长度不一致,患儿需要进行详细的体格检查,以及脊柱、骨盆和下肢全长 X 线检查,明确是否有脊柱侧弯、骨盆倾斜、髋关节发育不良等病变,有些 X 线显示不清楚的部位,必要时还需要进行 CT 检查,以及脊髓 MRI 检查、髋关节 MRI 检查。

3.为什么髋关节撞击综合征既需要做 X 线检查又需要做 MRI 检查?

髋关节撞击综合征又叫"股骨髋臼撞击综合征",指的是股骨头前方与髋臼缘的异常接触。髋关节撞击综合征是由于股骨头或者髋臼的形态异常、畸形导致的,症状通常比较隐匿,患者通常只有轻微的腹股沟疼痛,且持续时间不定,但有逐渐加重的趋势,最终导致髋关节活动的严重受限,骨关节炎形成。如果怀疑髋关节撞击综合征,需要通过 X 线检查确诊。若撞击造成髋关节及周围组织的损伤(如髋臼盂唇损伤)时,患者需要做 MRI 检查才能发现。

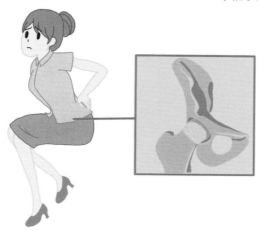

4.哪种影像检查能发现早期股骨头坏死?

X线检查发现的股骨头坏死大都已发展到中晚期,此时已经难以避免坏死股骨头的塌陷和骨关节炎的发生,丧失了保守治疗的机会,一般只能采取关节置换治疗。只有在早期(股骨头塌陷前期)才有挽救股骨头避免塌陷的治疗机会。因此,早期发现并确诊股骨头坏死对治疗和预后有很重要的意义。股骨头坏死在 MRI 上出现的改变早于 X 线和 CT,而且 MRI 能够发现骨髓水肿,所以 MRI 已经成为检查和诊断股骨头坏死的"金标准"。

5.滑膜炎与关节积液有什么关系?

关节积液和滑膜炎是关节炎重要的表现。关节积液是现象,滑膜炎是解释这个现象的医学诊断名词。关节滑膜是包绕在关节周围的一层膜性组织,它不仅起到保护关节的作用,还会产生关节液,为关节的活动提供"润滑液"。同时,关节液也需要通过滑膜再吸收。对于一个正常的机体来说,关节液的产生和吸收是一个动态平衡。当患者有关节炎时,关节滑膜受到炎症的刺激,会发生炎性改变,组织增厚,产生大量的关节液,同时还出现对关节液的重吸收障碍。这时由于关节液的产生和吸收动态平衡被打破,关节液的产生大于重吸收,便会出现关节积液。

6.类风湿、强直性脊柱炎会累及髋关节吗? 需要做影像学检查吗?

类风湿、强直性脊柱炎是会累及髋关节的,严重时还会造成骨质损坏,导致髋关节疼痛,使患者的髋关节不能做屈伸活动。如果不及时对症治疗,还会导致活动功能丧失和终身残疾。因此,患者应重视类风湿、强直性脊柱炎对髋关节的影响,从而确定对症治疗方案,早期可以选择 B 超检查或者 MRI 检查以帮助确诊。

(杨江飞　侯中煜　宋吉清)

膝关节问题的影像学检查方法

1.孩子膝盖总是疼痛需要做检查吗?

小儿膝盖痛可能是由以下原因导致:

(1)生长痛:孩子生长发育比较快,一到晚上或半夜就会说腿痛、脚痛,但局部并没有红肿、压痛等异常情况,其实可能就是生长痛。

(2)胫骨结节骨软骨炎:一般是膝关节前疼痛,主要原因是髌韧带牵拉胫骨结节软骨所致。

(3)感染:有一些孩子在感染后,比如感冒或皮肤感染后会出现关节疼痛。

基于以上原因,孩子膝盖疼痛时,家长还是要带其及时就医,必要时需要拍摄 X 线片,了解骨质情况,感染或软组织损伤等特殊情况需要进行 MRI 检查。

2.孩子加大体育锻炼的强度后,总是膝盖疼,需要做检查吗?

对于平时不大爱运动的孩子,短期内增大运动量,要警惕"疲劳骨折"。这是由于骨骼受到持续、反复的拉伸或压缩后发生的细微骨折。如果休息后疼痛无法缓解应及时就医,一般会做 X 线检查或 MRI 检查,通常能明确诊断。

3.十字韧带损伤应做什么检查?

十字韧带又称"交叉韧带",分为前交叉韧带和后交叉韧带,临床最常见的交叉韧带损伤是前交叉韧带损伤,后交叉韧带损伤常见于严重车祸。临床上诊断交叉韧带损伤主要依据有无明确外伤史,所有交叉韧带损伤的患者均有明确外伤史,部分患者在受伤时会听到韧带撕裂声,关节出现明显肿胀;陈旧性损伤的患者走路一般没有疼痛感,但会有关节打软的表现。临床上交叉韧带损伤的判断主要依靠 MRI 检查和 X 线检查。

4.上下楼膝盖疼时需要做什么检查?

年轻人上下楼梯膝盖疼痛的原因是由于髌骨软化,也就是髌骨和股骨之间的关节软骨有损伤,在上下楼关节压力增大时,会引起疼痛等不适感。如果是年纪大的患者,多数是由于患有骨关节炎,影响到髌骨和股骨之间的关节,引起关节的退变和炎症,在上下楼梯的时候因为磨损而有疼痛的感觉。早期的髌骨软化一般需要做 MRI 检查,它既能对疾病做出明确的诊断,又能对疾病进行分期。对于病史比较长的中老年人,除了做 MRI 检查外,还需要做膝关节正侧位 X 线片检查。

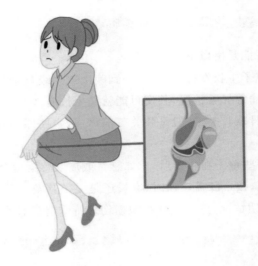

5.中老年关节炎患者应做什么检查?

骨关节炎是老年人最常见的关节疾病。膝关节比髋关节更容易发生骨关节炎。在 65 岁以上的人群中,有 $10\%\sim20\%$ 的人会发生髋或膝的骨关节炎,其是引起老年人疼痛和残疾的主要因素。X 线检查可发现不同程度病变,但不能完全用来诊断及判断骨关节病的严重程度。MRI 检查能清楚地观察关节软骨、滑膜、韧带、半月板等结构的早期改变。骨密度仪检查能监测骨质疏松程度。

6.什么是跳跃者膝和跑步膝?影像学检查有哪些表现?

跳跃者膝是指长期的髌腱过度使用,而导致的膝关节前方的疼痛、压痛和功能受限,这种疾病被称为髌腱病变或髌腱炎。该病多见于运动员,尤其是职业的篮球运动员,与高强度训练、反复跳跃等因素有关。

跑步膝是指膝关节周围肌肉及软组织的无菌性炎症,并非关节软骨的磨损。其临床表现包括髂胫束综合征、膝关节前方疼痛、膝关节内侧疼痛等。

膝关节的这些运动损伤,可应用 MRI 检查。其在 MRI 中的主要表现为膝关节前方软组织水肿,髌腱增粗、髌腱炎等。

7.什么是"鹅足滑囊炎"? 需要做什么影像学检查?

鹅足是膝关节下方小腿的内侧,由缝匠肌、股薄肌和半腱肌的联合腱止点,它在止点形成了一个像"鹅掌"一样的筋膜附着在胫骨上,所以也叫鹅足腱膜。在鹅足腱膜的深方是内侧副韧带,在鹅足腱膜和副韧带之间有一个滑囊,就叫鹅足滑囊。鹅足滑囊经常有反复的一些小创伤,会导致炎症,并出现内侧的疼痛。这种情况一般可以做 MRI 检查,看看这个滑囊有没有别的问题,有没有胫骨内侧的损伤,有没有内侧副韧带的损伤,有没有胫骨内侧骨性的一些病变等。

8.什么影像检查能判断半月板损伤?

半月板是位于股骨、胫骨间隙内的纤维软骨。半月板损伤检查主要是两个方面,一方面是医生查体,另一方面是影像学检查。半月板属于软组织结构,常规 X 线等检查不能用于半月板损伤检查,半月板损伤主要依靠 MRI 检查进行判断。MRI 检查可以显示半月板区域有线状、点状等高信号表现;如果是较为严重的半月板急性期损伤,MRI 还能提示膝关节内有较多的积液。

9.腘窝囊肿患者需要做哪些检查?

腘窝囊肿患者需要进一步完善膝关节的 MRI 检查或者彩超检查,有助于判断囊肿的部位、大小,有没有对周围组织产生挤压、是否合并周围的炎症反应等。如果考虑是骨性包块,可以完善膝关节的 X 线检查,骨科医生需要根据检查结果再做相应的处理。

(杨江飞 侯中煜 宋吉清)

踝关节问题的影像学检查方法

1.崴脚后需要做 MRI 检查吗?

踝关节扭伤后,踝关节韧带和关节囊一般会有损伤,轻者仅有部分韧带纤维撕裂,重者可导致韧带完全断裂,甚至会引起韧带或关节囊附着处的撕脱骨折,同时可能还会伴有一些骨挫伤、软骨损伤;要想明确这些韧带损伤的程度,进行 MRI 检查是非常有必要的。MRI 检查对软组织的分辨率高于其他检查,可以明确诊断韧带是否有损伤，并且能判断其损伤的程度。

2.习惯性崴脚的患者需要做哪些检查？

习惯性崴脚提示患者踝关节很可能存在外侧韧带的松弛，或者外侧韧带完全失效，说明踝关节是不稳定的。这时候一般应该做 MRI 检查，判断一下外侧的韧带是否松弛，以及外侧的距腓前韧带、跟腓韧带和距腓后韧带功能，一般情况下距腓前韧带失效的可能性最大。

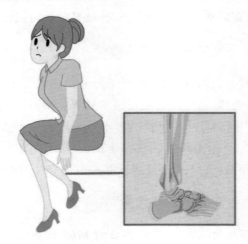

3.什么是踝关节撞击？需要做什么影像检查？

人体的踝关节由胫骨与腓骨的远端构成上半部分，由距骨构成下半部分，主要的活动功能是屈、伸运动。在向上背伸的时候，如果踝关节的前部存在异常的结构，导致卡压、嵌顿或者撞击，引起踝关节前方的疼痛或者活动受限，这种情况便称为前方撞击症。同样地，在向下跖屈的时候，如果踝关节的后部存在异常的结构，导致卡压、嵌顿或者撞击，引起踝关节后方的疼痛或者活动受限，则称为后方撞击症。

X 线片与 CT 检查可以协助评估是否存在骨性结构的异常，MRI 检查可以协助评估是否存在软组织的嵌顿卡压，并能评估韧带、肌腱的损伤以及排除距骨骨软骨损伤等可能合并的问题。

4.什么是大骨节病？需要做什么影像学检查吗？

大骨节病是一种地方病，在我国民间的称呼还有"柳拐子病""水土病""算盘指病""矮人病"和"骨节风"。在东北、西南等山区都可能发生大骨节病,其主要侵犯儿童和青少年,严重者导致身材矮小畸形、终身残疾。根据患者关节增粗变形的临床特征,将其命名为大骨节病。影像学检查主要依靠 X 线检查,其对疾病的诊断及分型都有意义。

5.什么是跟腱炎?需要做影像学检查吗?

跟腱是由连接小腿后方肌群与跟骨的带状肌腱纤维组成,张力通过肌肉收缩传递到跟腱。由于跟腱的附着面较肌肉组织小得多,约 1:60,故而跟腱组织负担的单位张力远高于肌肉。跟腱炎一般指跟腱急慢性劳损后形成的无菌性炎症,是在运动过程中,小腿腓肠肌和跟腱承受了反复过度牵张力导致的。另外,突然增加锻炼的强度或频率也常会引起跟腱炎。检查脚部需要进行跟腱部位的 X 线片检查,明确是否有骨性结果的异常,是否有跟骨骨刺,是否有跟骨畸形,钙化性跟腱病变 X 线片可看到明显的钙化灶。另外,MRI 检查和 B 超检查可以清晰显示跟腱的水肿、纤维束排列紊乱,以及跟腱附着部的骨髓水肿、是否合并滑囊炎等。

6.怀疑跟腱断裂,需要做 MRI 检查吗?

一般通过超声检查就能够清晰诊断跟腱部位是否有断裂的情况,还能够了解断裂的位置。如果有必要,也可以做 MRI 检查,除了能显示断裂的跟腱外,还能够帮助进一步判断跟腱断端变性的程度。

(杨江飞 侯中煜 宋吉清)

足部常见问题的影像学检查方法

1.怀疑孩子得了平足症,需要做哪些检查?

检查方法主要是 X 线检查,应在负重条件下摄足正侧位 X 线片,主要在足侧位片测量足弓的角度改变;对于僵硬性平足可以做 CT 检查排除跗骨联合;对于一些合并软组织病变的情况可以选择 MRI 检查。平足症的早期发现非常重要,应在发现后积极进行检查和治疗,以明确病因,预防可能出现的骨与关节的不可逆病变。

2.成人扁平足患者需要做哪些检查?

成人扁平足也称为"成人获得性平足",引起继发性扁平足的原因很多,如退变、创伤、神经功能不全等,最主要的原因是"胫骨后肌功能不全"。影像学检查主要有负重位 X 线检查,可以测量平足的角度,距骨倾斜角;CT 检查可以更好地显示骨骼,如关节炎、跗骨联合;MRI 检查可以多方位评估胫骨后肌腱及周围结构的改变,显示胫骨后肌腱的撕裂、退变和腱鞘炎等病变。

3.马蹄足患儿应做什么影像学检查?

马蹄足是指足部像马蹄一样,表现为尖足或者垂足,是一种先天性或神经肌肉病变,造成跟腱及踝关节后方的关节囊过紧或挛缩而形成的足下垂畸形,常见于脑瘫患儿,又称为"马蹄内翻足",可发生在单足或双足。患儿应做 X 线检查,来评估骨关节畸形的严重程度,但因为大多数婴儿的骨头还没有钙化,X 线不足以全部看清,必要时可以做 MRI 检查,以评估软骨发育情况。

4.什么是跟距骨桥?

跟距骨桥又称"跟距骨联合",指跟骨与距骨之间的异常连接。这些骨性的连接就像一座桥梁将二者完全连接、固定,此时患者就会出现足部明显的疼痛以及活动不利。

早期传统的观点认为,跟距骨桥属于先天性畸形,但目前研究认为后天的急慢性损伤修复后,也会出现骨性连接。跟距骨桥主要依靠影像学诊断,X 线片可以对大多数病变明确诊断,对于一些小的病变或轻度的病变需要 CT 诊断。跟距骨桥一般不需要做 MRI 检查,如果合并周围炎症反应或评估周围软组织损伤的程度需要进行 MRI 检查。

5.什么是踇外翻? 怎样判断该病的严重程度?

踇外翻,也就是脚的第一个脚趾、脚掌和脚趾相邻的关节向里增大和增生,同时踇指向外侧偏斜。很多人其实天生就出现这种情况,如果没有症状,不影响生活,没有疼痛和很严重的畸形,是不需要去处理的。但是,如果局部畸形严重,影响穿鞋和走路,并且有疼痛等不适感,就需要去矫正。踇外翻术前应做负重位 X 线片,可以进行很多数据的测量,对踇外翻的程度进行评估,对于严重的踇外翻合并其他疾病的患者,还需要进行 MRI 检查。

6.糖尿病足患者应做什么影像学检查?

糖尿病足的影像学检查主要是为了检测有无周围神经病变引起的骨破坏、骨折。常规 X 线、CT 检查主要判断骨骼是否存在骨折、中断、脱位等情况。MRI 检查有助于进一步明确患者足部软组织有无损伤。正常足、高危足无须影像学检查;糖尿病足病发展为溃疡足或感染足需进行影像学检查。糖尿病足影像学检查尤为重要,是糖尿病足感染诊断的重要依据,主要用于评估糖尿病足的软组织感染范围,是否合并骨髓炎、关节感染,是否有坏疽等,以及感染的范围。

7.长时间走路后脚后跟疼,需要拍片吗?

脚后跟疼在医学上称为跟痛症,通常跟痛症的患者需要先拍 X 线片,以初步明确病因。跟痛症的原因比较多,可能是跟骨跖筋膜在跟骨上的止点逐渐钙化形成骨刺,刺激跖筋膜张力增高,发生无菌性炎症,此时拍 X 线片能够明确反映病情。若为周围软组织引起的,则需要通过 CT 或 MRI 检查明确诊断。

（杨江飞　侯中煜　宋吉清）

四肢肌肉常见问题的影像学检查方法

1.肌肉也会发炎吗？需要做什么检查？

肌肉的炎症也不少见,常见的肌肉影像学检查有肌骨超声检查,可以判断具体肌肉内部的情况,如是否存在连续性中断,或是否出现了肿瘤、炎症反应等问题。如果需要直观地判断是否存在肌肉方面的异常,可以进行 MRI 检查。MRI 检查对于肌肉软组织的分辨率比较高,可以明确肌肉是否出现结构改变,累及的范围、程度,为肌肉活检提供靶点,以及判断是否还有其他异常病变。

2.肌肉为什么会有萎缩？可以用哪种影像学方法来判断肌肉萎缩程度？

肌肉萎缩最常见的病因,包括废用性肌肉炎症、肌营养不良以及代谢性疾病等,也有部分患者可能出现继发于神经损害后的肌肉萎缩。

临床上通常通过患者的症状或辅助检查判断是否出现肌肉萎缩,患者肌肉通常较为松弛,继而发生肌张力下降。同时在测量肌力时,会发现患者胳膊、腿比以前变细了。此外,可以通过肌肉超声明确发生肌肉萎缩的部位,可以进行肌电图检查,如针极肌电图,明确是否存在肌源性损害;也可以进行肌肉 MRI 检查,观察在肢体变细后,是否存在某些肌肉明显萎缩和脂肪化,或水肿情况。

3.MRI 检查是否可以判断肌肉拉伤或肌肉撕裂?

肌肉拉伤和肌肉断裂是肌肉不同程度的损伤。一般情况下,要明确损伤的严重程度,患者需要做 MRI 检查。MRI 检查可以比较清楚地看到软组织损伤的程度、水肿的情况以及断裂的情况。

4.什么是"网球腿"? 需要做影像学检查吗?

跖肌腱断裂和小腿三头肌损伤是一种常见的运动损伤。由于跖肌腱断裂多见于网球运动员,所以又叫"网球腿"。这个病的特点是损伤不在跟腱中部(跟腱断裂通常在足跟后面骨头凸出往上 5～7 厘米处),而在小腿肚子中间或者稍靠下一点(小腿肌肉向下方明显变细的地方)。"网球腿"的影像学诊断主要依靠 MRI 检查,可以看到在小腿肚(腓肠肌、比目鱼肌)间隙内积液、部分肌腱—肌腹不连续,甚至可以看到部分断端的纤维回缩。

5.什么是"大力水手征"? 需要做 MRI 检查吗?

大力水手征是指手臂用力时出现一个肿块,以为是肿瘤,其实是肱二头肌长头腱断裂后导致的肌肉挛缩,酷似大力水手。该病的影像学检查包括 B 超和MRI,这些可以明确断裂肌腱断端的部位、肌腱或肌肉回缩的部位。

6.什么是横纹肌溶解综合征? 需要做什么影像学检查?

引起横纹肌溶解综合征的原因有很多,包括进食不新鲜的小龙虾、肌肉受到过度挤压、过度运动、感染等。患者会出现酱油色小便或者茶色小便,四肢肌肉的酸痛和压痛,以及急性肾损伤。MRI 检查可以清晰地显示肌肉的受累范围及损伤程度,并且可以指导临床进行活检,表现为受累肌肉弥漫性的肿胀。此外,MRI 检查还可用于排查鉴别其他的肌肉病变。

(杨江飞　侯中煜　宋吉清)

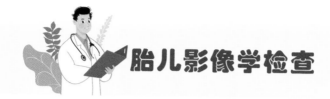

胎儿影像学检查

1.胎儿影像学检查的方法有哪些？

目前，主要采用超声和 MRI 两种影像检查方法来进行胎儿产前影像检查。这两种检查都是没有电离辐射的检查，是目前已经证实的可以安全应用于胎儿的影像检查方法。

超声检查是产前影像诊断的主导检查方法和常规筛查、监测的方法。当超声发现胎儿异常或胎盘疾病时，MRI 可作为补充检查方法，专门针对超声所发现的异常，再进行有目的性的检查，以起到补充和相互印证的作用。

2.筛查胎儿畸形时，为什么既要做超声检查又要做 MRI 检查？

超声检查作为胎儿畸形的筛查方法，可以于孕早期开始监测胎儿的发育情况，但单一的影像检查方法不能检出所有异常，尤其是受到孕妇肥胖、羊水过多等不利于超声成像的因素影响时，应考虑进一步行 MRI 检查。当胎儿超声检查发现异常时，产科医生需要进一步评估胎儿和胎盘的情况，此时需要再做 MRI 检查加以佐证。

此外，由于超声检查受多种因素限制，因此当产前诊断相关指标，如染色体或基因检测异常时，即使超声检查结果未发现异常，也应针对相关的遗传疾病进一步做 MRI 检查。

3.为什么有时既做了超声检查又做了 MRI 检查还是不能明确胎儿状况？

很多患者在看到胎儿超声检查和 MRI 检查都不能明确胎儿情况时，感觉很困惑，实际上，这是正常现象。

首先，医学技术的飞速发展，使得现在疾病的诊断上升到了分子病理、染色体和基因层面,"明确诊断"的门槛高了。其次,以胎儿超声检查和 MRI 检查为代表的影像诊断方法,在对胎儿成像时,会受到诸多限制,比如胎儿体位、胎动、孕妇身体状况等都会影响成像;再加上胎儿本身就很小,而且处于动态发育变化的过程中,导致一些疾病的诊断较为困难,有一定诊断错误的概率。患者若遇到这种情况,可以在条件允许的情况下复查或请有经验的专家会诊共同解决。

4.胎儿 MRI 检查安全吗?

磁共振主要以磁场进行成像,不存在放射线和电离辐射,对胎儿是安全的。到目前为止,还没有证据表明诊断强度的磁场会对胎儿造成危害。过去的十几年里,已经有大量的文献证据表明,诊断强度的磁场不影响胚胎的发育。尽管如此,孕 12 周前由于胚胎处于细胞分化发育期,容易受外界各种物理因素的损伤,为确保胎儿安全,目前一般对孕 12 周前的胎儿不做 MRI 检查。而且,孕 12 周前的胎儿结构太小,MRI 检查也不能获得满意的图像质量和诊断效果。

5.1.5 T 场强与 3.0 T 场强的 MRI 检查有什么区别?

目前,临床用于胎儿 MRI 检查的场强一般为 1.5 T 或 3.0 T,两者都可安全应用于胎儿 MRI 检查。与 3.0 T 相比,1.5 T 的相对场强低,其优点是检查噪声略小、磁场均匀性好、成像序列较为成熟、特殊吸收率(即检查时造成的体内热沉积)低,缺点是成像信噪比 3.0 T 低,图像清晰度稍差。

一般检查胎儿神经系统、脊柱、脊髓时 3.0 T 的 MRI 优于 1.5 T;检查胎儿心脏时,1.5 T 的 MRI 优于 3.0 T。

6.胎儿 MRI 检查一般用于哪些疾病?

胎儿 MRI 检查对于神经系统发育异常的诊断有很大优势,可用于对超声检查发现的异常情况做进一步评估。MRI 检查对于复杂或微小神经系统病变有较高诊断价值,如脑裂畸形、灰质异位、巨脑回及多微小脑回畸形、平滑脑畸形等,检出率和诊断准确率明显高于超声检查。另外,MRI 检查对脊髓拴系综合征、脊髓发育异常(如脊髓纵裂、脊髓脊膜膨出、椎管内脂肪瘤等),以及对于胎儿腹盆腔先天性疾病如肝肿瘤、腹腔及腹膜后肿瘤、肾发育异常等,具有较高的诊断价值。

7.什么时间做胎儿 MRI 检查合适？

胎儿 MRI 合适的检查时间窗在孕 20 周（以末次月经计算）以后。由于神经系统不同结构的发育时间不同，如胼胝体在 22 周后才发育完全，脑回发育一般在中晚孕期以后逐渐形成，晚孕期（37 周后）才接近新生儿水平，而脑白质髓鞘发育可持续到 2 岁，因此应根据具体病变的情况来决定检查的时间窗。目前，国内外胎儿 MRI 检查指南均不建议在孕 12 周（即 3 个月）之前进行胎儿及母体的 MRI 检查。另外，孕 12～18 周时，由于胎儿较小、活动度较大，一般也不适合行 MRI 检查。

8.胎儿 MRI 检查需要多长时间？

胎儿 MRI 检查时间难以预计，应视胎儿具体的发育异常来决定扫描序列和扫描方案，一般需要进行 5～8 个成像序列的扫描。在具体扫描实施过程中，因为胎动及孕妇呼吸运动的影响，可能需要反复多次进行同一个序列的扫描以获取清晰的图像和有价值的诊断信息。如遇胎动频繁，应让孕妇暂时下床休息，调整状态，待胎动弱的时候再检查，因此，也可能反复进行检查，才能完成整个检查过程。整个检查过程应尽量控制在 40 分钟以内。

9.胎儿 MRI 检查能检出所有畸形吗？

任何一种产前诊断方法都不能检出所有胎儿畸形或发育异常性疾病，胎儿 MRI 检查也不例外。胎儿 MRI 检查并非胎儿疾病的筛查工具，而是针对产前检查的高危因素进行的排除性诊断，以及其他产前检查提示异常的进一步诊断。

10.双胎能做 MRI 检查吗？

可以。双胎做 MRI 检查时对检查技术要求较高，可以针对有问题的一个胎儿进行检查，也可以分别对两个胎儿的关键部位进行检查，如胎儿脑、胎儿脊柱等。但相应的检查时间也会延长，可以分次进行检查，需要孕妇做好心理和身体准备，以便顺利完成检查。

11.胎儿 MRI 检查的注意事项有哪些？

除了常规 MRI 检查的注意事项外，想得到最好的检查结果、最清晰的图像质量,仅有孕妇配合是不够的,最主要的是胎儿的配合,因为胎动频繁会产生运动伪影,所以只有胎儿安静地配合检查,才会得到清晰的图像。那如何要胎儿配合检查呢?这就需要孕妇在检查前一小时要适量吃些东西,好好休息,这样胎儿也会好好休息,配合检查。此外,大多数孕妇都了解宝宝胎动的规律,可以在胎儿安静的时候进行检查,效果会更理想。

12.做胎儿 MRI 检查时孕妇应选择什么样的体位?

孕妇一般取平卧位,腹部放一个成像线圈,若无法耐受平卧,也可以取舒适的卧位姿势,如左侧卧位。绝大部分人进入磁体时无任何不适感。孕晚期孕妇建议左侧卧位,孕妇取左侧卧位时可使右旋转的子宫向左方移位,由此可减轻子宫血管张力,增加胎盘血流量,改善子宫内胎儿的供氧状态;左侧卧位可以减轻妊娠子宫对下腔静脉的压迫,还可以减轻妊娠子宫对孕妇主动脉及髂动脉的压迫。尽管如此,根据临床经验,平卧位扫描的图像质量要比左侧卧位更好,因此,为了尽可能明确诊断,应尽量采取平卧位检查。

一般采用头先进的方式进行检查,对于有幽闭恐惧症的孕妇,可以采用脚先进的体位进行检查。

13.胎儿 MRI 检查的过程是怎样的?

首先,医生会询问孕周是否在孕 20 周以上,以及病史、检查部位和胎位。之后孕妇躺至检查床上,若孕周过大可在双腿下垫入物体保持舒适姿态,戴好耳机(或耳塞),平静呼吸,进行检查。在检查胎儿体部时,需要孕妇进行呼吸配合。检查过程中出现出汗的现象(尤其是做胎盘 MRI 检查)是正常的,无须担心。胎儿 MRI 检查因受胎动频率影响,检查时间视情况而定。检查完毕后在无不适的情况下可离开检查室等待检查结果。如检查过程中胎动频繁,无法获得优质图像,孕妇可以休息一段时间,待胎儿安静时再行扫描。如诊断医师阅片过程中,需要更多的信息帮助正确诊断,可能会让孕妇重复相关的扫描过程。

14.常见胎儿肺部先天发育异常性疾病有哪些影像表现?

常见的胎儿肺部发育不良性疾病主要有肺隔离症(又称"支气管肺隔离症""肺段隔离症")和肺过度膨胀。

肺隔离症为胚胎时期一部分肺组织与正常肺分离而单独发育而成,可分为肺叶内型和肺叶外型,好发于两下肺后基底段,尤以左下多见,位于脊柱旁沟,呈三角形或类圆形。MRI 检查 T2 加权像显示肺隔离组织信号较均匀,低于羊水但高于正常肺(正常胎儿肺部 T2 相对高信号),与超声相似,形态呈三角形。T2 加权像可以显示主动脉供血的流空血管,对于明确诊断有重要的价值,也是与先天性肺气道畸形的重要鉴别点,但并非所有病例都有。相比于超声,MRI 能更有效地显示更复杂的解剖结构(如合并先天性异常,膈下上腹部肿块的鉴别等),并具有更高的软组织分辨率,使病灶检出敏感性明显增加,使正常肺组织与异常肺组织、异常肺组织与囊性病灶的分界清晰。

肺过度膨胀是一种肺叶的过度膨胀,显微镜下特征是气腔扩大,但无发育不良。通常是单侧发病,影响一个肺叶,也可累及更多的肺叶和双侧肺叶。50%病例在新生儿或婴儿期表现为呼吸窘迫;80%病例在 6 个月内表现为呼吸窘迫。出现呼吸窘迫的新生儿病例,左肺上叶最常累及,其次是右中叶和右上叶;产前诊断的病例中,累及下叶的病例病理上证实与支气管闭锁的发生高度相关。

15.为什么超声检查会提示胎儿腹部某些结构"不显示"?

产前超声有时会报告"胎儿×××结构不显示",较为常见的是胎儿胃泡或胆囊不显示。

胃泡不显示常常是消化道发育异常的重要提示征象,发现胎儿"胃泡不显示"应注意排查食管闭锁和食管气管瘘等较常合并的疾病。此外,羊水过少、先天性小胃畸形、先天性膈疝等异常情况也可导致胃泡不显示。

胎儿胆囊未显示,是指在 1 周内间隔 1 天以上时间完成 2 次针对性超声扫查皆未见胆囊显示。胎儿胆囊未显示罕见,发生率约为 1/875。其预后主要相关疾病是胆囊发育不全、胆道闭锁、囊性纤维化等。

因此,当遇到以上问题应引起足够的重视,可进行胎儿 MRI 检查,对超声结果进一步验证,必要时应进行遗传学检查排除某些先天发育异常性疾病。

16.为什么超声和 MRI 在定位椎体的时候会存在误差?

超声对于胎儿脊柱椎体定位取决于胎儿体位,当胎儿俯卧或侧卧时,脊柱检查容易且清晰;若胎儿仰卧位,则显示不良,易造成定位误差。在胎儿 20 孕周后,因脊柱较长,且存在一定程度侧弯,超声单一纵切面和 MRI 单一方位难以显示脊柱的全貌。而无论超声检查还是 MRI 检查对于椎体的计数需要从头侧或尾侧开始,逐一数到病变椎体的位置,期间因胎儿体位变化或侧弯的影响,即可产生误差。还有一种情况，当胎儿因体位遮挡无法从头侧计数椎体时，由于骶尾骨骨化中心与孕周具有一定的相关性，同时也存在发育变异的情况，因此准确定位腰 5 椎体也存在一定困难，以上原因导致了超声检查和 MRI 检查在产前诊断胎儿椎体异常时，定位存在一定误差，很可能出现两种检查定位不一致的情况，此时孕妇与家属可以充分和检查医师沟通，尽可能明确病变的具体位置。但由于椎体发育异常的情况需要在胎儿出生后详细评估，因此产前诊断的定位误差基本不影响胎儿的后续诊断和治疗。

17.什么是"脊膜膨出"和"脊髓脊膜膨出"？

脊膜膨出是由于胚胎期神经管闭合，脊髓发育及位置正常，周围组织闭合不全，导致脊膜从不连接处膨出，形成囊肿样改变，其内包含脑脊液，囊外有皮肤覆盖。脊柱裂的发生与孕前期叶酸缺乏或孕妇孕早期高热有关。

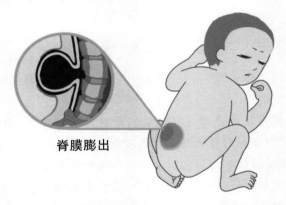

脊膜膨出

脊髓脊膜膨出，属于先天性中枢神经系统发育畸形，是由于胚胎期间神经管发育障碍导致脊柱、椎管闭合不全，脊髓脊膜通过椎板缺损处向椎管外膨出，从而在婴儿背后中线皮下形成囊性包块。多发生在背部中线任何位置，通常在腰骶部和骶尾部。

18.MRI 检查在胎儿脊柱或脊髓检查中的优势是什么？

胎儿脊柱 MRI 检查可弥补超声不易获取胎儿脊柱冠状位及脊柱病变节段定位困难的劣势，胎儿 MRI 检查可进行任意切面扫描，精确地进行测量，对于胎儿脊柱及脊髓疾病的定性较好，特别是 HASTE 和 TRUEFISP 等序列可显著提高脊柱与周围软组织间组织对比度，能有效评估胎儿脊柱的解剖结构，提高脊柱畸形的诊断准确率。

19.什么是胎儿侧脑室增宽？需要做什么影像学检查？

侧脑室增宽是指在孕期超声测量胎儿一侧或双侧侧脑室后角,宽度≥10毫米。侧脑室增宽有轻度(10～12毫米)、中度(12～15毫米)和重度(≥15毫米)之分。侧脑室增宽不是一个单纯的疾病,它只是一个表象,背后可能有许多复杂的原因,畸形、感染、遗传等因素均可能影响脑实质发育,导致侧脑室增宽。

发现胎儿侧脑室增宽后,很多医生会建议患者行胎儿MRI检查进一步观察。胎儿MRI检查可以多方位、多序列观察胎儿颅内结构有无发育异常。另外,MRI检查可以明确侧脑室增宽的诊断,以及确认引起增宽的原因。

20.什么是胎儿透明隔腔？

透明隔腔是位于脑中线前部两透明隔间的液体腔,上方为胼胝体,下方为脑穹隆,侧壁为透明隔小叶,是胎儿中枢神经系统正常发育的一个重要结构。透明隔腔于妊娠17周发育完成,其发育与胼胝体、前联合、穹隆柱密切相关。透明隔腔向后延伸至室间孔,室间孔后方为韦氏腔。随孕周增加,透明隔腔逐渐变长变宽,26周后透明隔腔和韦氏腔多从后向前闭合,足月分娩时97%新生儿后方已闭合,出生时仅存在前方的透明隔腔。出生后3～6个月,两层隔融合,85%的婴儿透明隔腔闭合,少数至成年期仍持续存在。妊娠18周前和37周后透明隔腔可以不显示。妊娠19～27周透明隔腔宽度与孕周呈正相关,正常妊娠18～37周通常可显示透明隔腔,其参考值范围为2～9毫米。透明隔腔不显示、形态异常或透明隔腔增宽,应进一步详细检查胎儿颅脑结构,以排除胎儿中枢神经系统发育异常。

21.超声报告中的中间帆腔是什么？

中间帆腔(CVI)又称"帆间池""帆间腔""间位帆池""脑室间腔"等,是由中间帆池扩张而成,是一个潜在性的蛛网膜下脑池,是双层软脑膜反折而形成的腔隙,其最前端为反折处,通常位于室间孔处,其后与大脑大静脉池或四叠体池相通。中间帆腔位于双侧丘脑及穹隆脚之间,穹隆体、穹隆连合的下方,三脑室顶的上方,故又称"三脑室上池"。中间帆腔前可达室间孔,呈尖端向前的三角形,由穹隆脚间开始,前界为穹隆柱,后界是胼胝体压部、后联合及松果体,上外侧壁为穹隆柱,下外侧壁为丘脑,可以认为是环池和四叠体池向前上的延伸。中间帆腔外下缘有2条大脑内静脉,走行于第3脑室顶部的脉络丛组织内,于胼胝体压部下方汇合为大脑大静脉,因此大脑内静脉可作为 CVI 的重要定位标志。另外,中间帆腔底壁处还有丘脑上静脉及脉络膜后中动脉通过。

22.什么是胎儿后颅窝池增宽？为什么需要做 MRI 检查？

正常胎儿后颅窝宽度应该不超过 1 厘米,如果是轻度单纯的临界值增宽,在排除染色体异常之后,通常影响不大;若是由 Blake 囊肿引起的后颅窝增宽,可以自行消失,也可能终生存在,但都不会对胎儿造成严重影响;严重的后颅窝增宽(通常大于 1.5 厘米)通常伴有小脑、胼胝体发育异常或大脑发育不良等,可导致严重畸形。

胎儿脑部 MRI 检查可清晰显示后颅窝结构,可多方位、多序列观察小脑及其蚓部形态、大小(尤其是矢状面),枕大池宽度,能准确判断后颅窝池增宽的程度以及鉴别 Dandy-Walker 畸形、Dandy-Walker 变异型及单纯枕大池扩大(＞10 毫米),能显示后颅窝蛛网膜囊肿的范围及其周围的脑组织发育情况,明确诊断 Dandy-Walker 畸形所致的相关变异。

23.胎儿室管膜下囊肿的影像表现是什么？

室管膜下囊肿是一种假性囊肿,由胚胎期生发基质萎缩残留的血管网引起的缺血、出血、感染所致。其位于侧脑室前角下壁或侧壁,通常边界清楚,95％以上的胎儿在出生一年内消失,孤立性的预后较好。其在 MRI 上通常表现为侧脑室旁规则的 T2WI 高信号。

24.臼齿畸形的影像表现是什么？

臼齿畸形即 Joubert 综合征,是一种先天发育畸形,为常染色体隐性遗传疾病。以小脑蚓部发育不良或缺如,同时伴有中脑发育不良为特征,横轴位图像上中脑呈臼齿样,小脑蚓部中线裂隙,第四脑室呈"蝙蝠翼"状。本病可伴有视网膜发育不良、多囊肾、先天性肝纤维化、先天性心脏畸形、内脏反位、多指(趾)等多种先天性畸形。

25.什么是"前脑无裂畸形"？

前脑无裂畸形是一种复杂的脑发育畸形,因胚胎发育至 18～28 天,原始前脑不能完全分裂端脑、间脑所致。80％的该病患儿伴发中线颅面部发育异常,包括单眼畸形、眼距过窄等,另外还可有其他异常,包括生殖系统缺陷、轴后多指（趾）、脊柱缺陷、肢体短缺畸形、大动脉转位等。

前脑无裂畸形可分为四种类型：

（1）无脑叶型：左右大脑半球未分离，大脑纵裂和大脑镰完全未形成。

（2）半脑叶型：大脑半球前部未分离，纵裂和大脑镰前部未形成，大脑半球后部纵裂和大脑镰已形成。

（3）脑叶型：双侧大脑半球已分离，仅于额叶的前下部融合，纵裂前部较正常浅。

（4）半球中央变异型：前额叶及枕叶半球纵裂已形成，后额叶、部分顶叶融合。

26.什么是"巨脑回畸形"？

巨脑回畸形属神经元移行异常性病变，正常的人类大脑皮层会皱褶成一定数量的沟回和裂，而巨脑回畸形的大脑皮层脑回宽大扁平，脑沟浅小，皮层厚，灰白质分界面光滑不清，大体病理改变以脑回宽大、脑沟变浅为特点，程度重者脑沟脑回完全消失，脑表面光滑，称无脑回畸形，也称为"光滑脑"。

27.什么是"多微小脑回畸形"？

多微小脑回畸形是脑皮质发育畸形中常见的一种类型。正常的人类大脑皮层会皱褶成一定数量的沟回和裂，而多微小脑回畸形多表现为大脑皮质中有多个过度折叠的小脑回，脑回迂曲，脑回小而且数目多，可分散局限于一个大脑区域，也可合并有灰质增厚，临床主要表现为癫痫、发育迟缓、智力低下和脑瘫。

28.胎儿"结节性硬化"的影像表现是什么？

结节性硬化症属于一种较为少见的常染色体显性遗传病，新生儿结节性硬化最常见临床表现为皮肤改变，其次为心脏、中枢神经系统病变。胎儿期的主要表现为心脏彩超发现心脏横纹肌瘤，特征性脑部病变包括胶质神经元错构瘤，也被称为"皮质结节"，还有室管膜下结节、室管膜下巨细胞星形胶质细胞瘤、发育不良性和髓鞘形成不良性白质病变。

29."平滑脑畸形"的影像表现是什么？

正常的人类大脑皮层会皱褶成一定数量的沟回和裂，完全性脑回缺如者，大脑表面平滑，称平滑脑或无脑回畸形。CT和MRI检查均能显示大脑皮层表面光滑,脑沟缺如,仅存数个宽阔、平坦、粗大的脑回。脑灰质增厚,白质变薄,灰白质分界面异常平滑,无白质向灰质内突出。无脑回畸形常伴有透明隔间腔,脑室扩大,蛛网膜下腔明显增宽等异常改变。大脑外侧裂明显增宽、变浅,致大脑呈"8"字形外观。

30.什么是"脑裂畸形"?

脑裂畸形是罕见的胎儿脑部裂开畸形,正常人脑只有一段脑裂,即大脑侧裂,任何多余的脑裂都称为脑裂畸形。在大脑半球主要脑裂发生裂隙,常两侧对称,也可只发生于单侧,异常的裂隙常位于中央前回或中央后回,灰质裂隙者常伴裂隙外表面软脑膜与室管膜融合。

31.什么是"灰质异位"?

灰质异位症是一种中枢神经系统先天性发育异常的疾病。在胚胎发育的过程中,由于成神经细胞没有及时迁移到脑的相应部位,而是遗留下来并聚集于室管膜、脑室周围、白质和皮层下这些部位,称为"灰质异位"。灰质异位症患者主要表现为反复频繁发作的癫痫、精神发育异常以及瘫痪等神经系统缺损症状。

32.什么是"永存镰状窦"?

镰状窦是胎儿期颅内正常的静脉窦,连接大脑大静脉与上矢状窦后份之间的硬脑膜静脉通道,由2层硬脑膜构成,镰状窦正常情况下出生后即关闭,如果持续存在至出生后,则称为永存镰状窦。

33.什么是"硬脑膜窦畸形"?

硬脑膜窦畸形是一种罕见的先天脑血管畸形,属于硬脑膜动静脉分流血管病变。硬脑膜窦是输送颅内静脉血的特殊管道,当发育过程中硬脑膜窦血流异常或压力过高引发变异扩张时诊断为硬脑膜窦畸形。根据发病位置可分为两种类型:中线处硬脑膜窦畸形和侧硬脑膜窦畸形。

34.MRI 检查在胎儿唇腭裂检查方面有什么优势?

MRI 检查无辐射,不受胎儿体位、羊水限制,也不受牙槽骨骨性结构影响,可多方位显示腭裂位置、缺损情况、宽度、有无与鼻孔相通等,在诊断胎儿继发腭(软腭)方面有明显优势,且可通过多种技术三维后处理更直观地显示胎儿面部三维图像。

35.MRI 检查在胎儿小耳畸形检查方面有什么优势?

MRI 检查在显示胎儿耳郭结构及发育畸形方面有明显优势,除前文提到的优点外,MRI 检查还可多方位显示畸形耳的大小、位置等。另外,小耳畸形常常合并外耳道闭锁,MRI 检查在诊断外耳道闭锁方面具有巨大优势,所以它也是检查小耳畸形的重要方法。

36.MRI 检查在胎儿颈部包块检查方面有什么优势?

MRI 检查成像具有无辐射、观察软组织能力强及可多个方位成像的优点,目前已成为诊断胎儿颈部包块的重要方法。采用 MRI 检查可以分析病变的成分、病灶形态、大小、与相邻组织的位置关系等,能很好地评估胎儿颈部肿块,对气道移位、受压程度及与颈部大血管的关系的评估优于超声,对制订产房分娩计划、决定是否行气管插管的产时处理有指导意义。

(肖连祥　王茂波　林祥涛)

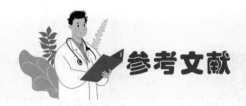

参考文献

1.白人驹,徐克,龚启勇,等.医学影像学[M].8 版.北京:人民卫生出版社,2018.

2.田军,孟庆学.放射诊断要点与难点解析[M].北京:中国文化出版社,2009.

3.王增武,贾莉华,秦元勇,等.脑血管病临床检查与治疗[M].北京:世界图书出版公司,2014.

4.徐克,龚启勇,韩萍.医学影像学[M].北京:人民卫生出版社,2018.

5.周纯武.中华影像医学乳腺卷[M].3 版.北京:人民卫生出版社,2019.

6.冯长静,杨旗.心血管磁共振成像机遇与挑战——中国十年来发展成果及展望[J].磁共振成像,2022,13(10):66-70+78.

7.数字乳腺 X 线断层摄影检查技术、诊断规范专家组.数字乳腺 X 线断层摄影检查技术及其诊断应用规范专家共识[J].循证医学,2021,21(3):145-150.

8.杨文静,赵世华,陆敏杰.心血管磁共振弥散张量成像及弥散频谱成像研究进展[J].磁共振成像,2021,12(10):93-97.

9.中华医学会放射学分会儿科学组,中华医学会儿科学分会放射学组.胎儿MRI 中国专家共识[J].中华放射学杂志,2020,54(12):1153-1161.

10.中华医学会放射学分会乳腺学组.乳腺 X 线摄影检查和诊断共识[J].中华放射学杂志,2014,48(9):711-717.

11.中华医学会放射学分会乳腺专业委员会专家组.乳腺磁共振检查及诊断规范专家共识[J].肿瘤影像学,2017,26(4):241-249.

12.Bandari J, Fuller T W, Turner li R M, et al. Renal biopsy for medical renal disease: indications and contraindications [J]. Canadian Journal of Urology, 2016, 23(1): 8121-8126.

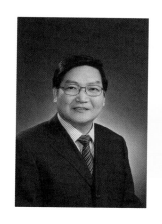

跋　健康科普——开启百姓健康之门的"金钥匙"

　　从医三十多年，每天面对那么多患者，我在工作之余常常思考，如何让人不生病、少生病，生病后早诊断、早治疗、早康复。这样既能使人少受病痛折磨，又能减少医疗费用，还能节约有限的医疗卫生资源。对广大医者而言，如此重任，责无旁贷。

　　《黄帝内经》说，上医治未病、中医治欲病、下医治已病。老子曾说："为之于未有，治之于未乱。"这些都说明了疾病预防的重要性。

　　做医学科普有重要意义，是一件利国利民、惠及百姓的大事。在大健康时代，医者不仅要掌握精湛的医术，为患者治病，助患者康复，还应该积极投身健康科普事业，宣传和普及医学知识，引导大众重视疾病的预防，及早诊断和规范治疗。因此，近年来我逐步重视科普工作。

　　记得小时候，每每遇到科学上的困惑，我就去翻"十万个为什么"这套书，从中寻找答案。那么，百姓对身体健康产生疑问，有无探寻答案的去处？在多年的临床工作中，我常常碰到患者对疾病一知半解或存在误解的情况。我心里很清楚，患者就医之前往往会先上网搜索，可是网上的信息鱼龙混杂，不少内容缺乏科学性、权威性，患者被误导的情况时有发生。当患者遇到困惑时，能否从权威的医学科普书籍中找到答案？我曾广泛查阅，了解到有关医学科普方面的书籍虽然种类繁多，但良莠不齐，尤其成规模、成系统的丛书更是鲜见，于是，我萌发了编写本丛书的想法，并为这套书取名"医万个为什么——全民大健康医学科普丛书"，"医"与"一"同音，一语双关，"全民大健康"是我们共同的心愿和目标。

朝斯夕斯，念兹在兹。我多方征求相关专家意见，反复酝酿，最终达成一致意见，大家都认为很有必要编写一套权威的健康科普丛书，为百姓答疑解惑。一个时代，有一个时代的使命；一代医者，有一代医者的担当。历经一整年的精心策划和编写，"医万个为什么——全民大健康医学科普丛书"终于付梓了。大专家写小科普，这套书是齐鲁名医多年从医经历中答患者之问的精华集锦，是对百姓健康的守护，也是对开启百姓健康之门的无限敬意。

物有甘苦，尝之者识；道有夷险，履之者知。再伟大的科学家也有进行科普宣传的责任。"医万个为什么——全民大健康医学科普丛书"要做的就是为百姓答疑解惑、防病治病，让医学科普流行起来。

丛书编纂毫无疑问是个复杂的系统工程，自 2021 年提出构想后，可谓一呼百应，医学专家应者云集。仅仅不到一年的时间，我们集齐了近千名作者，不舍昼夜努力，撰写完成卷帙浩繁、数百万字的书稿，体现了齐鲁医者的大使命、大担当、大情怀。图书是集权威性、科普性、实用性以及趣味性为一体的医学科普精粹，对百姓健康来说极具实用价值，也是落实党的二十大报告"把保障人民健康放在优先发展的战略位置，完善人民健康促进政策"的医学创举。

在图书编写过程中，我们着力做到了以下两点：

一是邀请名医大家执笔。山东省研究型医院协会自成立起，就在学术交流、人才培养、科技创新、成果转化、服务政府和健康科普教育等方面做出了一定的成绩，尤其在健康科普方面积累了丰富经验，并打造了一支高水平的科普专家团队。本套丛书邀请的都是相关专业的名医作分册主编，高标准把关。由于医学专业术语晦涩难懂，如何做到深入浅出、通俗易懂，既能讲明医学知识又符合传播规律是摆在我们面前的难题。有些大专家学识渊博且有科普热情，不过用语太过专业；年轻医生熟悉互联网传播特点，但专业的深度有时候略显不足。所以我们采用"新老搭配"的方法，在内容和语言风格上下功夫，力求呈现在读者面前的内容"一看就懂，一学就会"。

二是创新传播形式。我们邀请专业人士高标准录制音频，把全书内容分章节以二维码的形式附在纸质图书上，以视听结合的方式呈现，为传统科普注入新鲜活力。二维码与纸质科普图书结合，让读者随时扫码即可聆听，又能最大限度拓展纸质科普书的内容维度，实现更广泛的科普，让"每个人是自己健康第一责任人"的宗旨践行得更实、更深入人心，无远弗届！

有鉴于此，我要以一位老医学工作者、医学科普拥趸者的身份衷心感谢和赞佩以专家学者为首的作者队伍的倾情付出。

还要特别感谢张运院士、宁光院士为本丛书撰文作序，并向为图书出版付出心力的编辑以及无数幕后人的耕耘和努力表示衷心感谢，向你们每一个人致敬！

念念不忘，必有回响。衷心希望"医万个为什么——全民大健康医学科普丛书"能为千家万户送去健康，惠及你我他，为健康中国建设助力。

山东省研究型医院协会会长　胡三元

2023 年 5 月

胡三元，医学博士，二级教授，主任医师。原山东大学齐鲁医院副院长、山东第一医科大学第一附属医院院长。现任山东大学齐鲁医院、山东第一医科大学第一附属医院普通外科学学术带头人，山东大学特聘教授、山东大学和山东第一医科大学博士研究生导师；山东省"泰山学者"特聘教授、卫生部和山东省有突出贡献中青年专家、山东省医学领军人才，享受国务院政府特殊津贴。

对中国腔镜技术在外科领域特别是肝胆胰脾外科中的创新应用与规范推广、"腹腔镜袖状胃切除术＋全程化管理"治疗肥胖症与 2 型糖尿病体系的建立和国产腔镜手术机器人的研发做出了突出贡献。荣获国家科技进步二等奖、中华医学科技奖一等奖、山东省科技进步一等奖等 10 余项科技奖励。

主要社会兼职：中国医师协会外科医师分会副会长；中华医学会外科学分会委员、腹腔镜内镜外科学组副组长；中华医学会肿瘤学分会委员；中国研究型医院学会微创外科学专业委员会主任委员；中国医药教育协会代谢病学专业委员会主任委员；中国医学装备协会智能装备技术分会会长；山东省医学会副会长、外科学分会主任委员；山东省医师协会腔镜外科医师分会主任委员；山东省研究型医院协会会长。